国家级职业教育规划教材
对接世界技能大赛技术标准创新系列教材
全国职业院校健康与社会照护专业教材

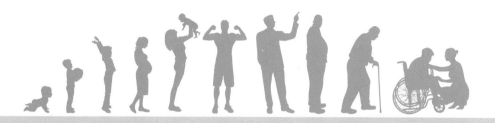

HEALTH AND
SOCIAL CARE

U0272749

张俊玲　主编

常见病照护

中国劳动社会保障出版社

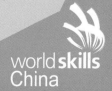

world skills
China

简　介

本教材主要内容包括呼吸系统、循环系统、消化系统、泌尿系统、内分泌及代谢系统、神经系统、运动系统、皮肤、感觉器官等常见疾病的发病诱因、临床表现、用药常识、照护重点、健康指导等。教材内容与健康照护师工作紧密结合，案例丰富，既保证了专业知识的系统性，又能够满足学习者的实际需要。

图书在版编目（CIP）数据

常见病照护 / 张俊玲主编 . -- 北京：中国劳动社会保障出版社，2021
全国职业院校健康与社会照护专业教材
ISBN 978-7-5167-4878-7

Ⅰ . ①常… Ⅱ . ①张… Ⅲ . ①常见病 – 护理 – 高等职业教育 – 教材 Ⅳ . ①R47

中国版本图书馆 CIP 数据核字（2021）第 157047 号

中国劳动社会保障出版社出版发行

（北京市惠新东街 1 号　邮政编码：100029）

*

北京市艺辉印刷有限公司印刷装订　新华书店经销
787 毫米 × 1092 毫米　16 开本　13 印张　201 千字
2021 年 8 月第 1 版　　2021 年 8 月第 1 次印刷
定价：**32.00 元**

读者服务部电话：（010）64929211/84209101/64921644
营销中心电话：（010）64962347
出版社网址：http://www.class.com.cn
http://jg.class.com.cn

对接世界技能大赛技术标准创新系列教材

编审委员会

主　任：刘　康

副主任：张　斌　王晓君　刘新昌　冯　政

委　员：王　飞　翟　涛　杨　奕　张　伟　赵庆鹏
　　　　姜华平　杜庚星　王鸿飞

健康与社会照护专业课程改革工作小组

课改校：山东医药技师学院
　　　　河南医药技师学院
　　　　杭州第一技师学院
　　　　广州市轻工技师学院

技术指导：周　嫣

编　辑：杨绘春

本书编审人员

主　编：张俊玲

副主编：杨洪菊　王瑞臣

参　编：阳其玲　王培毅　郑红玉　张广程　李　英

序

　　世界技能大赛由世界技能组织每两年举办一届，是迄今全球地位最高、规模最大、影响力最广的职业技能竞赛，被誉为"世界技能奥林匹克"。我国于 2010 年加入世界技能组织，先后参加了五届世界技能大赛，累计取得 36 金、29 银、20 铜和 58 个优胜奖的优异成绩。第 46 届世界技能大赛将在我国上海举办。2019 年 9 月，习近平总书记对我国选手在第 45 届世界技能大赛上取得佳绩作出重要指示，并强调，劳动者素质对一个国家、一个民族发展至关重要。技术工人队伍是支撑中国制造、中国创造的重要基础，对推动经济高质量发展具有重要作用。要健全技能人才培养、使用、评价、激励制度，大力发展技工教育，大规模开展职业技能培训，加快培养大批高素质劳动者和技术技能人才。要在全社会弘扬精益求精的工匠精神，激励广大青年走技能成才、技能报国之路。

　　为充分借鉴世界技能大赛先进理念、技术标准和评价体系，突出"高、精、尖、缺"导向，促进技工教育与世界先进标准接轨，完善我国技能人才培养模式，全面提升技能人才培养质量，人力资源社会保障部于 2019 年 4 月启动了世界技能大赛成果转化工作。根据成果转化工作方案，成立了由世界技能大赛中国集训基地、一体化课改学校，以及竞赛项目中国技术指导专家、企业专家、出版集团资深编辑组成的对接世界技能大赛技术标准深化专业课程改革工作小组，按照创新开发新专业、升级改造传统专业、深化一体化专业课程改革三种对接转化原则，以专业培养目标对接职业描述、专业课程对接世界技能标准、课程考核与评价对接评分方案等多种操作模式和路径，同时融入健康与安全、绿色与环保及可持续发展理念，开发与世界技能大赛项目对接的专业人才培养方案、教材及配套教学资源。首批对接 19 个世界技能大赛项目共 12 个专业的成果将于 2020—2021 年陆续出版，主要用于技工院校日常专业教学工作中，充分发挥世界技能大赛成果转化对技工院校技能人才的引领示范作用。在总结经验及调研的基础上选择新的对接项目，陆续启动第二批等世界技能大赛成果转化工作。

希望全国技工院校将对接世界技能大赛技术标准创新系列教材，作为深化专业课程建设、创新人才培养模式、提高人才培养质量的重要抓手，进一步推动教学改革，坚持高端引领，促进内涵发展，提升办学质量，为加快培养高水平的技能人才作出新的更大贡献！

2020 年 11 月

前　言

　　我国卫生健康事业自改革开放以来获得了长足发展，但照护体系特别是长期照护体系的建设还处于起步阶段，从业人员结构不完整，缺乏提供非侵入性护理和康复服务的高素质人才，健康服务供给总体不足与需求不断增长之间的矛盾依然突出。

　　为此，2016 年国务院印发《"健康中国 2030"规划纲要》，明确提出，到 2020 年，健康服务业总规模超过八万亿，到 2030 年达十六万亿；党的十九大将"实施健康中国战略"纳入国家整体发展战略统筹推进，提出"优化健康服务"；2019 年国务院印发《关于实施健康中国行动的意见》，强调要"加强公共卫生体系建设和人才培养"。按照党中央的要求，人力资源社会保障部围绕"实施健康中国战略"进行了一系列部署，发布了"健康照护师"新职业，《全国技工院校专业目录》增补了"健康与社会照护专业"，出台了《康养职业技能培训计划》。这一系列举措的最终目的是：培养造就大批高素质健康与社会照护职业人才，解决我国"一老一小"健康照护的痛点难题；降低慢性病患者、老年人住院频率，缓解医疗资源紧张的现状；充分满足人民群众日益增长的美好生活需求，增强人民群众的幸福感、获得感。

　　为贯彻落实中央精神和国家政策，满足社会发展和职业教育不断发展的需要，人力资源社会保障部教材办公室组织世界技能大赛中国技术指导专家、行业企业专家、教学专家等，以世界技能大赛健康和社会照护项目技术文件、健康照护师职业任务、学生毕业后从事岗位的能力需求等为依据，开发了全国职业院校健康与社会照护专业教材。

本套教材着重培养学生的基础能力、照护能力、康复保健能力和管理协调能力，重视人文关怀和心理疏导，强调教材内容的针对性和实用性，做到学为所用、用以促学、学用结合。在教材内容的组织上，部分采用了任务驱动教学法的编写思路，结合具体实例，讲解完成任务所需要的相关知识，介绍完成任务的步骤和注意事项，以引导学生运用所学知识分析和解决实际问题。在教材的表现形式上，注重图片、表格及色彩的运用，增强教材的趣味性和可读性。在教材编写的同时，开发了与教材配套的电子课件。电子课件可登录中国技工教育网（http://jg.class.com.cn），搜索相应的书目，在相关资源中下载。部分教材使用了二维码技术，针对教材中的教学重点和难点制作了演示视频，学生使用移动终端扫描二维码即可在线观看相应内容。

本套教材的编写得到了有关学校的大力支持，教材编审人员做了大量的工作，在此我们表示衷心的感谢！同时，恳切希望广大读者对教材提出宝贵的意见和建议。

人力资源社会保障部教材办公室

目　录

模块九　感觉器官常见疾病的照护

模块一
呼吸系统常见疾病的照护

　　呼吸系统疾病是危害我国人民健康的常见疾病，其主要病变在气管、支气管、肺部及胸腔，主要临床表现为咳嗽、咳痰、胸痛、呼吸困难、缺氧，甚至呼吸衰竭而致死。急性呼吸道感染、肺炎均是呼吸系统常见的感染性疾病。大气污染、吸烟、人口老龄化及其他因素，导致支气管哮喘、慢性阻塞性肺疾病发病率不断增长。近几年，非典型肺炎、禽流感、新冠肺炎等呼吸道传染病疫情引起居民恐慌，并造成国民经济损失。照护者应根据照护对象的年龄、病情、体质情况，做好呼吸道感染预防及慢病管理和缓解期康复等照护工作，对于传染性呼吸道疾病应做好相应隔离，防止疫情蔓延。

⊕ 学习目标

- ◆ 掌握急性呼吸道感染、肺炎、慢性支气管炎、支气管哮喘、慢性阻塞性肺疾病、慢性肺心病的临床表现、治疗要点和照护重点。
- ◆ 熟悉急性呼吸道感染、肺炎的病因。
- ◆ 了解慢性阻塞性肺疾病的发病机制和肺炎的分类。

课题一
急性呼吸道感染照护

案例导入

刘某，女性，65 岁，既往体健，近 3 天来咳嗽、咽痛、鼻塞，流清水样鼻涕，头痛，伴发热，最高体温 37.7 ℃。两周前刘某的老伴因重症感冒入院，她日夜悉心照护，饮食不佳。作为照护者，你认为该照护对象存在的主要问题是什么？应该如何进行照护？

急性呼吸道感染根据病变部位的不同可分为急性上呼吸道感染和急性气管－支气管炎。

一、病因

1. 急性上呼吸道感染

急性上呼吸道感染简称上感，是鼻腔、咽或喉部急性炎症的总称，多数由病毒感染引起，少数由细菌感染引起。

病原体进入人体是否发病，取决于传播途径和人的易感性。当机体或呼吸道因受凉、淋雨、过度紧张或疲劳等导致局部防御能力降低时，原已存在于上呼吸道或外界侵入的病毒或细菌迅速繁殖而引起本病。年老体弱者、儿童和有慢性呼吸道疾病者易患本病。急性上呼吸道感染全年均可发病，春冬干燥季节多发，一般病情较轻、病程短、预后良好，少数可引起严重并发症。

2. 急性气管－支气管炎

急性气管－支气管炎是气管－支气管黏膜的急性炎症，多由感染引起，过度劳累和受凉是其常见诱因。

急性气管－支气管炎可由病毒、细菌直接感染，或由急性上呼吸道感染迁延而来。支原体、衣原体感染，理化因素如过冷空气、粉尘、刺激性气体或烟雾，过敏因素等也可引起本病。

二、临床表现

1. 急性上呼吸道感染

急性上呼吸道感染的临床表现包括普通感冒、咽喉炎、急性扁桃体炎等。

（1）普通感冒

普通感冒俗称"伤风"，起病急，初期主要表现为鼻塞、打喷嚏、流清水样鼻涕等鼻部症状，也可表现为咳嗽、咽痒、咽干或烧灼感；2～3天后鼻涕变稠，可伴头痛、咽痛、流泪、呼吸不畅、声音嘶哑等，部分伴有咽鼓管炎，可引起听力减弱。普通感冒一般没有全身症状，可仅有低热、轻度畏寒、头痛、不适感，轻者5～7天可痊愈。

（2）咽喉炎

咽喉炎表现为咽部或喉部发痒不适、有灼热感、疼痛、红肿，淋巴结肿大，可伴有发热、乏力、声音嘶哑、说话困难，可见咽和扁桃体溃疡、红肿及结膜充血。

（3）急性扁桃体炎

急性扁桃体炎起病急，有明显咽痛，伴有畏寒、发热，体温可达39℃以上。急性扁桃体炎查体可见咽部严重充血、扁桃体充血肿大，表面有黄色脓性分泌物，可伴有颌下淋巴结肿大、压痛。

2. 急性气管－支气管炎

急性气管－支气管炎以咳嗽和咳痰为主要表现，起病急，常先有急性上呼吸道感染症状，继之出现干咳或伴有少量黏痰；2～3天后可转为黏液脓性或脓性痰，痰量增多，咳嗽加剧，甚至痰中带血；深呼吸或咳嗽感胸骨后疼痛，伴支气管痉挛时可有气促、胸部紧缩感。急性气管－支气管炎全身症状轻，可有轻、中度发热伴乏力，3～5天后恢复正常；咳嗽、咳痰可持续2～3周，少数可演变为慢性支气管炎。

三、诊断要点

急性呼吸道感染根据病史、流行病学特征、临床表现，结合X线阴性或仅有肺纹理增粗的特征、血常规检查即可做出临床诊断。对重症、继发细菌感染者，则应积极做细菌学检查和药物敏感试验，以指导临床正确选用抗菌药。

四、治疗要点

1. 病因治疗

对于病毒性感染，无特异治疗药物，以对症处理为主，辅以中医治疗。细菌感染者可选用青霉素类、头孢菌素类、大环内酯类抗菌药口服。

2. 对症治疗

头痛发热、肌肉酸痛者可选择解热镇痛药。鼻塞者可选用1%麻黄碱滴鼻。咽痛者可口含清咽药。咳嗽无痰或者少痰者可选择喷托维林、右美沙芬镇咳。咳嗽、痰多且不易咳出者，可选择溴己新、盐酸氨溴索祛痰，也可采用雾化吸入的方法治疗。喘息严重者可应用氨茶碱等平喘。

3. 中医治疗

选用清热解毒、抗病毒的中药，如柴胡饮、板蓝根等。

五、照护重点

急性呼吸道感染患者的照护重点为生活照护、症状观察、养成健康生活方式等。

1. 生活照护

多饮水，进食清淡、高热量、高维生素饮食。全身症状明显者卧床休息。咳嗽或打喷嚏时用纸巾捂住口鼻，佩戴口罩。流感患者应注意隔离。

2. 症状观察

观察呼吸道症状和体温变化，及时对症处理。如果出现胸闷、心悸、呼吸困难、耳鸣、耳痛、外耳道流脓，眼睑水肿、腰酸或关节疼痛等症状，应及时就医。

3. 养成健康生活方式

养成健康生活方式，避免受凉、劳累、吸入粉尘或刺激性气体等诱发因素，平时参加体育锻炼，增强体质，劳逸结合。为了减少头晕、嗜睡等不良反应，抗过敏药宜在临睡前使用，且用药期间不能从事驾驶或高空作业。

案例分析

刘女士此次感冒可能是由于疲劳引起免疫力下降，也不排除交叉感染的可能。作为照护者，应保证刘女士充分休息，合理应用药物，指导其多饮水，注意饮食，监测体温，并为其普及感冒的相关知识。

拓展训练

李某，近日来加班频繁，睡眠欠佳，饮食不规律。昨日深夜，李某回家途中突遭大雨，全身淋湿，今日出现发热，体温38 ℃，咽痛，乏力。作为照护者，应该如何进行照护？

照护要点提示：1.监测体温变化；2.注意休息，清淡、规律饮食；3.养成健康生活方式；4.观察不适症状。

课题二
肺 炎 照 护

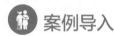 **案例导入**

张某，男性，20 岁，既往体健，8 天前出现咳嗽、咳痰，痰液为黄色黏痰，不易咳出，并伴有发热，最高体温 39.7 ℃。张某近几天出现食欲减退、头晕乏力的症状。作为照护者，你认为该照护对象存在的主要问题是什么？应该如何进行照护？

肺炎是指终末气道、肺泡和肺间质的炎症，可由病原微生物、理化因素等引起。尽管新的抗生素不断投入应用，但肺炎的发病率和死亡率仍很高。

一、病因

感染（如细菌、病毒、真菌、寄生虫等感染）是肺炎的最常见病因，多由环境、个人体质、不良生活习惯、基础疾病、免疫功能低下、抗生素不合理使用等原因诱发或加重。

临床上为了指导治疗，一般将肺炎按病因分类：细菌性肺炎，如肺炎链球菌肺炎、肺炎克雷伯杆菌肺炎、阴性杆菌肺炎；非典型病原体所致的肺炎，如支原体、衣原体等肺炎；病毒性肺炎，如冠状病毒、流感病毒等肺炎；真菌性肺炎，如白色念珠菌、曲霉菌等肺炎；其他病原体所致的肺炎，如寄生虫性肺炎、弓形虫性肺炎等；理化因素所致的肺炎，如放射性肺炎、化学物质吸入所致的肺炎等。

按解剖结构分类，肺炎也可分为大叶性肺炎、小叶性肺炎和间质性肺炎。大叶性肺炎为肺实质炎症，主要病原菌是肺炎双球菌；小叶性肺炎又称支气管肺炎，主要侵犯支气管，致病菌有葡萄球菌、肺炎双球菌等；间质性肺炎以肺间质炎症为主，病原菌可以是细菌，也可以是支原体、衣原体或真菌等各种微生物。

二、临床表现

不同类型的肺炎临床表现轻重不一，可有不同程度的发热、咳嗽、咳痰、胸痛、呼吸困难等症状。

1. 发热

细菌性肺炎一般起病急，寒战、高热，体温可高达 39 ~ 40 ℃，呈稽留热型，常伴有头痛、全身肌肉酸痛、食量减少。病毒性肺炎、支原体肺炎、衣原体肺炎体温通常在 37.8 ~ 38.5 ℃，伴有畏寒。

2. 咳嗽、咳痰

咳嗽、咳痰是肺炎的主要症状。不同类型的肺炎咳痰的性质也不一样。肺炎链球菌肺炎可咳铁锈色痰；葡萄球菌肺炎可咳脓性痰，偶尔带血丝；阴性杆菌肺炎可咳砖红色胶冻样痰；铜绿假单胞菌肺炎可咳翠绿色脓性痰；病毒性肺炎痰少，有白色黏痰；支原体肺炎以干咳为主，少痰或无痰。

3. 胸痛

肺炎多有剧烈胸痛，常呈针刺样，随咳嗽或深呼吸而加剧，可放射至肩部或腹部。如果为下叶肺炎，可刺激膈胸膜引起剧烈腹痛，易被误诊为急腹症。

4. 呼吸困难

病情严重者可出现呼吸困难、呼吸快而浅、动脉血氧饱和度下降、紫绀等症状。

5. 其他症状

肺炎还可见衰弱、乏力、关节肌肉酸痛等中毒症状，少数有恶心、呕吐、腹胀或腹泻等胃肠道症状，重症可出现神志模糊、烦躁、嗜睡、昏迷等症状。

三、诊断要点

根据寒战、高热、咳嗽、咳痰、胸痛等典型症状，结合肺部 CT 表现，检测病原菌可明确肺炎类型。病毒性肺炎则依靠抗原检测、PCR 技术等提供确诊依据。

四、治疗要点

1. 抗感染治疗

抗感染治疗根据病原菌检查及药敏试验选择敏感抗生素。细菌性肺炎根据病原菌选择适合的抗生素治疗，疗程一般为 7 ~ 10 天。肺炎链球菌肺炎首选青霉素，重症者改用头孢菌素类药，多重耐药感染者可用万古霉素，青霉素过敏者选用喹诺酮类药；支原体、衣原体肺炎多选择大环内酯类、四环素类或氟喹诺酮类药；病毒性肺炎以对症治疗为主，抗病毒治疗可选用利巴韦林、阿昔洛韦、奥司他韦、阿糖胞苷等。

2. 对症治疗

咳嗽者可卧床休息，给予高热量、高蛋白、高维生素饮食，多饮水，剧烈者给予镇咳治疗，痰液多、黏稠不易咳出者可用祛痰药雾化吸入。高热者采用物理或药物降温，发绀者给予吸氧，剧烈胸痛者给予镇痛药。

3. 预防及处理并发症

脓胸、心包炎、感染性休克、呼吸衰竭等均是肺炎的并发症，照护者需要密切观察，及时发现并协助医生处理。

五、照护重点

肺炎患者的照护重点为监测生命体征变化，按时正确用药，观察不适症状，及时发现急危重症情况。

1. 监测生命体征变化

肺炎患者大部分体温上升迅速，体温可达 40 ℃，并伴有四肢湿冷、寒战，甚至出现高热惊厥。照护者应根据照护对象的情况，合理安排体温测量间隔，及时采取措施，同时注意避免坠床、跌倒、窒息等意外发生。部分体质虚弱或合并其他病症的患者可能出现低热，即体温低于 35 ℃，照护者应根据照护对象的实际情况鉴别分析，既不盲目就医，也不掉以轻心。

2. 按时正确用药

遵医嘱使用抗生素，注意观察疗效和不良反应。

3. 观察不适症状，及时发现急危重症情况

注意观察照护对象有无发绀、胸闷、气短、胸痛、呼吸困难等不适。若发现其精神萎靡、表情淡漠、烦躁不安、神志模糊、尿量减少等，常提示病情危重，应及时协助医生采取措施。

案例分析

根据张先生出现的问题，照护者应注意以下四点：①体温过高，最高达39.7 ℃，应关注并监测其体温变化，应用物理降温及药物降温；②咳嗽、咳痰，痰液呈黄色，不易咳出，协助其多饮水，以稀释痰液；③食欲欠佳，饮食差，给予其清淡、易消化饮食；④伴有头晕、乏力症状，督促其卧床休息，注意安全防跌倒等。

拓展训练

李某，女性，5岁，2天前淋雨后出现发热、咳嗽、气促症状，肺部可听到湿性啰音，最高体温38.5 ℃。李某自发病以来饮食、大小便正常。作为照护者，应该如何进行照护？

照护要点提示：1.遵医嘱用药；2.监测体温，做好降温处理；3.指导其有效咳嗽，协助排痰，必要时进行超声雾化吸入；4.多饮水，清淡饮食。

课题三
慢性支气管炎照护

案例导入

张某，女性，74 岁，10 年前受凉后出现阵发性咳嗽，此后春冬季受凉后反复发作，每年持续 3 个月以上，就医后诊断为慢性支气管炎。张某近半个月来咳嗽、咳痰较之前增多，痰液呈白色泡沫样，且不易咳出。作为照护者，你认为该照护对象存在的主要问题是什么？应该如何进行照护？

慢性支气管炎简称慢支，是指气管、支气管黏膜及其周围组织的慢性非特异性炎症。慢性支气管炎的临床表现主要为咳嗽、咳痰，或伴有喘息，每年持续 3 个月以上，连续 2 年或 2 年以上。

一、病因

慢性支气管炎的病因尚未完全清楚，一般认为可能是多种环境因素和自身因素长期相互作用的结果。

吸烟、空气污染、职业粉尘、感染、寒冷空气等是引起慢性支气管炎的重要因素，免疫功能紊乱、气道高反应性、年龄增大等机体因素与慢性支气管炎的发生有关。

二、临床表现

慢性支气管炎起病缓慢，迁延不愈，病程长，反复急性发作。其主要症状有咳嗽、咳痰，或伴有喘息、气短。

1. 咳嗽

咳嗽严重程度视病情而定，一般晨间咳嗽较重，白天较轻，晚间睡前有咳嗽或排痰。

2. 咳痰

痰液一般为白色黏液或浆液性泡沫痰。晨间起床后体位变换可刺激排痰，痰量增多。

3. 喘息或气短

喘息型慢性支气管炎可有喘息，常伴有喘鸣音。

三、诊断要点

慢性支气管炎的诊断需要依据咳嗽、咳痰，或伴有喘息，每年发病持续 3 个月，连续 2 年或 2 年以上，并排除其他慢性气道疾病。

四、治疗要点

慢性支气管炎的治疗目的是减轻或消除症状，防止肺功能损伤，促进康复。

1. 急性加重期的治疗

（1）控制感染

抗菌药治疗可选用喹诺酮类、大环内酯类、β－内酰胺类药口服；病情严重时静脉给药，如左氧氟沙星、阿奇霉素。如果能培养出致病菌，可按药敏试验选用抗生素。

（2）止咳祛痰

可选用复方甘草合剂、溴己新、盐酸氨溴索止咳祛痰。干咳为主者可用镇咳药，如右美沙芬等。

（3）解痉平喘

伴有气喘者可加用解痉平喘药如氨茶碱，或用茶碱控释剂，或用长效 β_2 受体激动剂加糖皮质激素吸入。

2. 缓解期的治疗

（1）戒烟，避免吸入有害气体和其他有害颗粒。

（2）增强体质，注意保暖，预防感冒。

（3）反复呼吸道感染者可使用免疫调节剂如流感疫苗、肺炎疫苗、卡介苗、多糖核酸、胸腺肽等，也可采用中医治疗。

五、照护重点

慢性支气管炎患者的照护重点为环境适宜、急性加重期照护、缓解期照护、病情观察等。

1. 环境适宜

保持室内空气清新，温度 18 ~ 22 ℃，湿度 50% ~ 70%，避免烟尘及尘土刺激，戒烟。冬天外出戴口罩和围围巾，预防冷空气刺激及伤风感冒。

2. 急性加重期照护

当出现发热、气促、剧烈咳嗽时，卧床休息，减少不必要的体力活动。有条件者可给予吸氧，氧流量为 1 ~ 2 L/min。痰多而咳痰不畅者协助叩脊，教会其有效咳嗽，多饮白开水，以稀释痰液。重者雾化吸入。

3. 缓解期照护

适度运动，促进肺康复，以不引起疲惫为限。

4. 病情观察

如果照护对象咳嗽、咳痰、憋喘加重，明显气促、紫绀，甚至出现嗜睡现象，应考虑病情加重，要迅速到医院就诊。

 案例分析

张某为老年女性，慢性支气管炎发作于受凉后或春冬季更替时，痰液多且不易咳出。作为照护者，应当观察照护对象症状、痰液性质及量、憋喘症状有无加剧，并及时协助其就诊。

拓展训练

赵某，男性，56 岁，慢性支气管炎患者，反复咳嗽、咳痰 10 余年，3 天前因吹空调受凉后出现咳嗽咳痰加重伴发热，体温 37.5 ~ 38 ℃。作为照护者，应该采取哪些照护措施？

照护要点提示：1. 卧床休息，止咳化痰；2. 观察体温变化；3. 遵医嘱用药；4. 做好病情观察，及时就医。

课题四
支气管哮喘照护

案例导入

王某，男性，20岁，哮喘患者，2小时前行至装修店铺闻到油漆味，突然出现喘息、气短、咳嗽症状。如果你是照护者，应该怎么做？

支气管哮喘简称哮喘，是指气道对多种刺激因素呈现高反应性，导致可逆性气流受限的气道慢性炎症性疾病。哮喘可引起反复发作性的喘息、气急、胸闷、咳嗽等症状，常在夜间或清晨发作和加重，多数患者可自行缓解或治疗后缓解。哮喘如果诊治不及时，随病程延长可产生气道不可逆性缩窄和气道重塑。

一、病因

个体过敏体质及外界环境的影响是哮喘发病的危险因素。

1. 遗传因素

哮喘具有多基因遗传倾向，呈家族聚集现象。哮喘患者亲属患病率高于群体患病率，并且亲缘关系越近患病率越高，患者病情越严重，其亲属患病率也越高。

2. 环境因素

环境中的各种过敏原均是诱发因素，如室内的尘螨、蟑螂、宠物、真菌，室外的花粉、草粉、油漆、染料，食物如鱼、虾、蛋类、牛奶，药物如阿司匹林、抗生素等。

二、临床表现

哮喘典型的临床表现为发作性伴有哮鸣音的呼气性呼吸困难，可伴有胸闷、气急、咳嗽等。重者呈强迫体位或端坐呼吸甚至发绀，干咳或咳大量白色泡沫样痰。哮喘症状可在几分钟内出现，持续数小时至数天，用平喘药治疗后缓解或自行缓解，某些患者在缓解数小时后可再次发作。夜间及凌晨发作和加重是哮喘的特征之一。

不典型哮喘仅表现为发作性咳嗽、胸闷或其他症状。仅以咳嗽为唯一症状的不典型哮喘称为咳嗽变异性哮喘，仅以胸闷为唯一症状的不典型哮喘称为胸闷变异性哮喘。某些青少年患者运动时出现胸闷、咳嗽及呼吸困难，称为运动性哮喘。

哮喘可分为急性发作期和非急性发作期。急性发作时程度轻重不一，偶尔可在数分钟内危及生命，因此照护者要对病情做出正确评估并及时送医治疗。

三、诊断要点

反复发作喘息、气急、胸闷或咳嗽，多与接触变应原、冷空气、物理或化学性刺激及病毒性上呼吸道感染和运动等有关。经平喘药治疗后缓解或自行缓解，即可诊断为哮喘。

四、治疗要点

目前哮喘无特效治疗方法，但长期规范化治疗可达到良好或完全临床控制，减少复发甚至不再发作。

1. 减少接触危险因素

能找到变应原或刺激因素者，脱离并长期避免接触危险因素，是防治哮喘最有效的方法。

2. 药物治疗

缓解性药物能迅速解除支气管痉挛，如短效 β_2 受体激动剂、抗胆碱能药、茶碱药、糖皮质激素等。控制性药物需要长期使用，包括糖皮质激素、长效 β_2 受体激动剂、白三烯调节剂、缓释茶碱类药、抗胆碱能药等。给药途径可选择吸入、口服、静脉等。

3. 免疫疗法

采用脱敏疗法、注射卡介苗、转移因子等，达到主动或被动免疫的效果。

4. 哮喘的教育与管理

哮喘虽然不能根治，但通过有效管理可以实现哮喘控制。因此，要做好患者及家属的健康教育，增加其自信心、依从性和自我管理能力。

五、照护重点

哮喘患者的照护重点是环境管理、饮食与体位指导、按时正确用药、氧疗、促进排痰、观察发作症状等。

1. 环境管理

有明确变应原者应尽快脱离变应原。室内不宜摆放花草，避免使用皮毛、羽绒、蚕丝等。环境清洁，空气流通，温湿度适宜。

2. 饮食与体位指导

饮食清淡、易消化，避免摄入冷、硬、油煎食物。如果对鱼、虾、蟹、蛋类、牛奶等过敏，应避免食用。哮喘发作时宜多饮水，每日饮水量达到 2 500 ~ 3 000 mL，以稀释痰液、补充丢失的水分，发作时应保持舒适体位，如果端坐呼吸，可提供床旁桌支撑，以减少体力消耗。

3. 按时正确用药

无论是缓解性药物还是控制性药物，均应遵医嘱按时正确用药，以保证药物疗效，并注意观察用药后疗效及有无不良反应。长期应用糖皮质激素者，不能自行减量或突然停药。

特别要掌握各种吸入用药的方法，如掌握定量雾化吸入器（MDI）、干粉吸入器（都宝、准纳器等）的使用方法。

4. 氧疗

给予鼻导管或面罩吸氧，氧流量为 1 ~ 3 L/min。吸入的氧气应尽量温暖、湿润，避免气道干燥或寒冷刺激而导致气道痉挛。

5. 促进排痰

若痰液黏稠，可行蒸汽或氧气雾化吸入，协助叩背，指导有效咳嗽，促进痰液排出。

6. 观察发作症状

夜间和凌晨是哮喘易发作的时间，应注意观察哮喘发作的前驱症状。如果出现鼻咽痒、打喷嚏、流涕、眼痒等过敏症状，应警惕哮喘发作。出现极度憋喘、呼吸困难，甚至意识改变、不能讲话等，说明哮喘严重，需要立即治疗。

案例分析

王先生因为闻到刺激性气味而出现憋闷、气短、咳嗽的症状。照护者应立即协助其离开诱发哮喘发作的环境；如果王先生携带吸入药物，应立即协助其吸入，控制发作症状；观察症状缓解情况，若不能减轻，应立即将王先生送往医院救治。

 拓展训练

刘某，女性，65岁，因发热于当地私人诊所就诊，口服布洛芬0.2 g降温，20分钟后出现憋喘、胸闷，甚至晕厥，被救护车送至当地医院急救。医生诊断为哮喘急性发作，给予吸氧，采取半坐卧位，建立静脉通道，心电监护，应用抢救药物。刘某应用药物后神志恢复，憋喘缓解。作为照护者，应该采取哪些照护措施？

照护要点提示：1.遵医嘱应用缓解哮喘的药物，不私自减量或停药；2.随身携带吸入药物，掌握正确的使用方法，以便发作时随时应用；3.寻找引起哮喘的其他原因，避免再次诱发；4.养成阅读药物说明书的习惯。

课题五
慢性阻塞性肺疾病照护

案例导入

张某，男性，72岁，反复咳嗽、咳痰伴憋喘30余年，诊断为慢性阻塞性肺疾病。张某2天前因受凉憋喘加重，咳嗽、咳痰困难，伴口唇紫绀，活动无耐力，送医院。医生检查发现桶状胸，肋间隙增宽，让其住院治疗，张某2周后好转出院。作为照护者，接下来应该如何照护张某？

慢性阻塞性肺疾病（COPD）简称慢阻肺，是一种以持续气流受限为特征的肺部疾病，气流受限不完全可逆，呈进行性发展，可进一步发展为肺心病和呼吸衰竭。该病患病率和死亡率高，与慢性支气管炎及肺气肿密切相关。

一、病因

慢性阻塞性肺疾病病因与慢性支气管炎相似，不完全清楚，可能是多种环境因素与机体自身因素长期相互作用的结果。

1. 慢性炎症

气道、肺实质的慢性炎症是慢性阻塞性肺疾病的重要发病原因之一，反复感染可破坏气道正常的防御机能，损伤支气管和肺泡。

2. 蛋白酶 - 抗蛋白酶失衡

蛋白酶增多或抗蛋白酶不足可导致组织结构被破坏，从而诱发疾病。

3. 氧化应激

氧化物破坏蛋白质、脂质、核酸等，导致细胞功能障碍或细胞死亡，促进炎症发生。

4. 其他

机体自身防御功能下降、自主神经功能失调、营养不足、气温突变等均可参与慢性阻塞性肺疾病的发生和发展。

上述因素共同作用，使小气道阻力明显升高，肺泡发生肺气肿病变，造成持续气流受限。

二、临床表现

1. 慢性咳嗽

晨起咳嗽明显，随病情发展可终身不愈。

2. 咳痰

清晨咳痰较多，一般为白色黏痰或浆液性泡沫痰，偶带血丝，急性发作伴细菌感染时痰量增多，可有脓痰。

3. 气短或呼吸困难

早期仅在剧烈活动后出现呼吸困难，随病情进展逐渐加重，导致日常活动甚至休息时也会感到气短，这是慢性阻塞性肺疾病的标志性症状。

4. 其他

部分患者尤其是重症患者或病情处于急性加重期时，可出现喘息和胸闷，晚期可出现体重下降、食欲减退等全身症状。

三、诊断要点

具有以下特点的患者应该考虑慢性阻塞性肺疾病：慢性咳嗽、咳痰，进行性加重的呼吸困难，及有慢性阻塞性肺疾病的高危因素如吸烟等（即使无呼吸困难症状）。确诊需要肺功能检查，在使用支气管扩张剂后第一秒用力呼气容积（FEV1）占用力肺活量（FVC）的比值（FEV1/FVC）< 70%，表明存在不可逆的持续气流受阻。

四、治疗要点

1. 稳定期

肺炎稳定期治疗的主要目的是减轻症状，阻止病情发展，改善患者的活动能力，提高生活质量，降低死亡率。

（1）避免诱发因素

戒烟，避免吸入二手烟。如果是由职业或污染的环境引起的，则应脱离污染的环境。

（2）支气管舒张剂

支气管舒张剂是控制慢性阻塞性肺疾病症状的主要措施，临床常用的支气管扩张剂有 β_2 受体激动剂、胆碱能受体阻断药和茶碱类药，联合应用有协同作用。

（3）糖皮质激素

对高风险患者，长期吸入糖皮质激素与长效 β_2 受体激动剂的联合制剂可增加运动耐量，减少急性加重的发作频率，提高生活和生存质量。

（4）祛痰药

痰液不易咳出者可选用祛痰药，如氨溴索、乙酰半胱氨酸、羧甲司坦等。

（5）长期家庭氧疗

如果有呼吸衰竭，建议长期持续低流量吸氧，氧流量为 1 ~ 2 L/min，每天 10 ~ 15 小时。

2. 急性加重期

慢性阻塞性肺疾病急性加重的常见原因是细菌或病毒感染，应根据病情严重程度及时就诊住院治疗。给予低流量吸氧，应用抗生素、糖皮质激素、支气管扩张剂、祛痰药等。

五、照护重点

慢性阻塞性肺疾病患者的照护重点为监测不适症状、按时正确服药、休息与活动指导、家庭氧疗、呼吸功能锻炼等。

1. 监测不适症状

观察咳嗽、咳痰、呼吸困难程度，症状严重者及时就医。有条件者监测血氧饱和度。进行有效咳嗽、咳痰，必要时吸痰。

2. 按时正确服药

遵医嘱应用抗生素、支气管扩张剂和祛痰药，注意观察疗效和不良反应。特别要学会正确使用吸入药物。

3. 休息与活动指导

急性期卧床休息，可主动或被动加强肢体尤其是下肢活动，以促进肢体血液循环，降低血栓发生率。缓解期可进行室外活动如散步，根据肺功能选择合适距离，以不引起心慌、胸闷、气喘为限度。

4. 家庭氧疗

家庭氧气吸入，鼻导管吸氧，氧流量为 1 ~ 2 L/min，每天至少 10 ~ 15 小时。

5. 呼吸功能锻炼

（1）缩唇呼吸

闭口经鼻吸气，然后缩唇如吹口哨样，缓慢呼气 4 ~ 6 秒，吸气与呼气的时间比为 1 : 2 或 1 : 3，每次 10 ~ 20 分钟，每日 2 次。

（2）腹式呼吸

两手放于前胸或腹部，吸气时用鼻吸入，腹部凸出，手感到腹部向上抬起；呼气时用口呼出，腹肌收缩，手感到腹部下降。缓呼深吸，呼气时间要比吸气时间长 1 ~ 2 倍。每次练习 5 分钟，逐渐增加至 10 ~ 15 分钟，每日 2 ~ 3 次，反复练习。

 案例分析

> 张先生患慢性阻塞性肺疾病时间较长，肺功能差，一旦出现憋喘、胸闷应立即就医。目前张先生处于缓解期，照护者应指导其合理用药，给予氧疗，协助其进行康复锻炼，特别是呼吸功能锻炼，如缩唇呼吸、腹式呼吸等。

拓展训练

刘某，女性，65 岁，患慢性阻塞性肺疾病 10 余年，她认为该病治不好，因此医生开具吸入用药后用药依从性差，只有胸闷、憋喘时才记得吸。刘某症状缓解后自行停药，有时拒绝复查。作为照护者，应该采取哪些照护措施？

照护要点提示：1. 疾病知识宣教；2. 指导其养成按时服药的习惯；3. 加强交流，缓解焦虑，增强其战胜疾病的信心；4. 呼吸功能锻炼；5. 观察咳嗽、咳痰等不适症状。

课题六
慢性肺心病照护

案例导入

许某，男性，76岁，体形消瘦，营养不良，患慢性阻塞性肺疾病30余年，近日出现明显气促、心悸、下肢水肿，饮食差，诊断为慢性肺心病。作为照护者，你认为该照护对象存在的主要问题是什么？应该如何进行照护？

肺源性心脏病简称肺心病，是指由于支气管－肺组织、肺血管或胸廓的病变引起肺血管阻力增加，产生肺动脉压力增高，继而使右心室结构和（或）功能异常的疾病。

绝大多数肺心病是在慢性支气管炎或肺气肿基础上发生的。临床上根据起病急缓和病程长短，将肺心病分为急性肺心病和慢性肺心病两大类，前者主要见于急性大面积肺栓塞。本教材重点介绍慢性肺心病。

一、病因

慢性肺心病的发病原因根据原发部位的不同分为以下几种情况。

1. 支气管、肺部疾病

支气管、肺部疾病以慢性阻塞性肺疾病最多见，其次是支气管哮喘、支气管扩张、严重的肺结核、特发性的肺间质纤维化等。

2. 胸廓运动障碍性疾病

胸廓运动障碍性疾病比较少见。严重脊椎侧后凸、胸膜广泛性粘连及胸廓成形术后造成严重的胸廓或脊椎畸形等，导致气流不畅、肺功能受损。

3. 肺血管疾病

慢性阻塞性肺疾病如慢性栓塞性肺动脉高压、肺小动脉炎症，都可引起肺血管阻力增加，导致慢性肺心病。

4. 其他

先天性的口咽畸形及睡眠呼吸暂停综合征等可引起低氧血症，造成肺血管收缩，最终导致肺动脉高压，而后逐渐发展成慢性肺心病。

二、临床表现

慢性肺心病为长期慢性发展疾病，除了原有疾病的表现外，还会逐步出现肺、心功能衰竭以及其他器官损害的症状。

1. 肺心功能代偿期

肺心功能代偿期主要表现为慢性阻塞性肺气肿的临床症状，即咳嗽、咳痰、喘息，活动后出现心悸、气短、乏力和耐力下降；可有不同程度的紫绀，有明显肺气肿体征；可见颈静脉充盈、桶状胸、呼吸运动减弱等；可有下肢水肿，午后明显，次晨消失。

2. 肺心功能失代偿期

肺心功能失代偿期的临床表现主要以呼吸衰竭为主，可伴有心力衰竭。

（1）呼吸衰竭

呼吸困难加重，夜间尤甚。常见原因为急性呼吸道感染诱发，低氧血症与高碳酸血症同时存在。低氧血症表现为胸闷、心慌、气短、头痛、乏力及腹胀等。当动脉血氧饱和度低于 90% 时，出现明显发绀。高碳酸血症表现为皮肤潮红、多汗。当严重缺氧或呼吸衰竭者出现躁动不安、昏迷或抽搐等精神症状时，排除其他原因引起的疾病称为肺性脑病，此时忌用镇静药或催眠药。

（2）右心衰竭

心慌、气短、颈静脉怒张、肝大、下肢水肿，甚至全身水肿及腹水，少数患者还可伴有左心衰竭，也可出现心律失常。

三、诊断要点

根据患者有慢性支气管炎、肺气肿、其他胸肺疾病史，出现肺动脉高压、右心室增大或右心功能不全的征象，可做出诊断。

四、治疗要点

1. 肺心功能代偿期

采取综合治疗措施，延缓支气管、肺等基础疾病的发展恶化，预防感染，加强康复锻炼和营养，增强免疫力，必要时可采取长期家庭氧疗或采用家庭无创呼吸机进行治疗。

2. 肺心功能失代偿期

积极控制感染，保持呼吸道通畅，改善肺功能，阻止呼吸衰竭和心力衰竭的发生和发展，防止发生肺性脑病、电解质和酸碱平衡紊乱、心律失常、休克等严重并发症。

（1）控制感染

根据痰培养及药敏试验选择抗生素，如青霉素类、头孢菌素类、大环内酯类、氨基糖苷类、喹诺酮类药等。

（2）控制呼吸衰竭

给予扩张支气管、祛痰等药物治疗，保持呼吸道通畅，合理吸氧，必要时给予正压通气治疗。

（3）控制心力衰竭

在积极控制感染、改善呼吸功能后，心力衰竭一般能得到改善。对治疗后无效或病情较重的患者，可适当选用利尿药、正性肌力药或血管扩张药进行治疗。

1）利尿药：消除水肿，减少血容量和减轻右心前负荷。应用原则是选择作用温和的如氢氯噻嗪、联合保钾利尿药如螺内酯，短期、少剂量、顿服法应用。一般每次服用氢氯噻嗪 25 mg，螺内酯 20 ~ 40 mg，每天 1 ~ 2 次。

2）正性肌力药：由于慢性缺氧和感染可以降低患者对洋地黄的耐受性，故用药前必须纠正缺氧，防治低钾血症，以免发生洋地黄药物毒性反应。应用指征为：①感染得到控制，低氧血症已纠正，使用利尿药不能得到良好的疗效而反复水肿的心力衰竭者；②无明显感染的以右心衰竭为主要表现者；③出现急性左心衰竭者；④合并室上性快速性心律失常者，如室上性心动过速、心房颤动伴快速心室率者。一般选用起效快、排泄快的洋地黄类药，小剂量使用（常规剂量的 1/2 或 2/3），如毒毛花苷 K 0.125 ~ 0.25 mg 或毛花苷丙 0.2 ~ 0.4 mg，加入 10% 的葡萄糖缓慢静脉给药。

3）血管扩张药：钙通道阻滞药、一氧化氮、川芎嗪等可降低肺动脉高压，对部分顽固性心力衰竭患者有一定的疗效。

五、照护重点

慢性肺心病患者的照护重点是休息与活动指导，氧气吸入，营养补充，保持呼吸道通畅，严密观察病情变化，皮肤护理，合理用药，心理照护等。

1. 休息与活动指导

代偿期可以进行适量活动，以不引起疲劳、不加重症状为度。失代偿期卧床休息，心肺功能衰竭者应绝对卧床休息。呼吸困难者取半坐卧位或高枕卧位，下肢水肿者应抬高下肢。

2. 氧气吸入

持续低流量吸氧，一般氧流量为 1 ~ 2 L/min，防止高浓度吸氧抑制呼吸。使用呼吸机的患者进行机械通气照护。

3. 营养补充

给予高热量、高蛋白、丰富维生素、高纤维素、易消化、无刺激的饮食，重者给予半流质或鼻饲饮食，水肿者宜限制水和钠盐的摄入。防止便秘、腹胀。

4. 保持呼吸道通畅

保持呼吸道通畅，指导和鼓励照护对象有效咳嗽和排痰。

5. 严密观察病情变化

密切观察病情，出现头痛、烦躁不安、表情淡漠、神志恍惚、精神错乱、嗜睡、昏迷等症状时，立即通知医生，防止肺性脑病。

6. 皮肤护理

水肿者要做好皮肤护理，预防压疮。穿宽松、柔软衣服，定时更换体位，防止水肿部位出现皮肤破损。

7. 合理用药

利尿剂应尽可能在白天使用，以避免夜间频繁排尿影响睡眠，并遵医嘱补钾；使用洋地黄类药应观察药物毒性反应；应用血管扩张药可造成血压下降、心率增快，出现不适及时告知医生。

8. 心理照护

照护者要给予照护对象必要的心理疏导和支持，帮助其克服多疑、敏感、依赖等心理。

案例分析

许先生为老年人，病史较长，营养不良，照护者应该合理搭配饮食，饮食宜高热量、高维生素、高蛋白、高纤维素、易消化，同时预防便秘。在许先生慢性肺心病急性加重期，照护者应指导其吸氧、卧床休息、保持舒适体位，预防水肿加剧，保护水肿部位皮肤，防止破损。

拓展训练

刘某，女性，65 岁，患慢性肺心病 3 年，体形消瘦。刘某近期出现下肢水肿，喜端坐位，疲乏感重，稍活动便胸闷。作为照护者，应该采取哪些照护措施？

照护要点提示：1. 卧床休息，端坐位，床上活动下肢，防止血栓；2. 遵医嘱按时服药；3. 家庭氧疗；4. 饮食清淡、易消化；5. 下肢水肿部位做好皮肤护理，防止压疮；6. 观察不适症状，病情加重及时送医。

模块二

循环系统常见疾病的照护

循环系统疾病包括心脏和血管疾病，统称心血管病，常见的有高血压、心力衰竭、冠心病等。循环系统疾病在内科疾病中占比大、治愈率低，严重影响患者的生活和劳动。因此，对循环系统疾病的正确评估和康复照护尤为重要。照护者需根据照护对象的病变程度、年龄、体力等情况，结合监测心功能的方法，在其恢复期尽早给予适当的照护指导。

➕ 学习目标

- ◆ 掌握高血压的定义及诊断要点、冠心病的临床分型及典型症状、病毒性心肌炎和心力衰竭的临床表现，能够为照护对象提供科学合理的照护措施和健康教育。
- ◆ 熟悉急性心肌梗死的临床表现，心力衰竭的分类及慢性心力衰竭的基本病因和诱发因素，并能够给予照护对象正确的照护和健康指导。
- ◆ 了解急性心肌梗死的治疗要点。

课题一
原发性高血压照护

案例导入

王某，男性，67岁，2年前查体发现血压156/95 mmHg，自述无不适症状，没有引起重视。王某近2个月经常感到头痛、头晕、耳鸣、眼花，最近一次测量血压为165/100 mmHg。他平时有熬夜、吸烟、喝酒等不良生活习惯，不喜欢运动。作为照护者，你认为该照护对象存在的主要问题是什么？应该如何解决？

高血压是指以体循环动脉血压升高为主要特征，伴或不伴有多种心血管病危险因素的综合征，按发病原因可分为原发性高血压和继发性高血压两大类。原发性高血压原因不明确，较为常见。继发性高血压是由于某些确定疾病导致的血压升高。原发性高血压又称高血压病，发病原因复杂，是心脑血管病最重要的危险因素，可引起脑卒中、心力衰竭、慢性肾脏疾病等严重的并发症。

一、病因

原发性高血压的发病原因和发病机制不完全清楚，目前主要认为是遗传因素和环境因素相互作用导致血压的正常调节机制产生障碍的结果。

1. 遗传因素

原发性高血压具有明显的家族聚集性，研究发现，家庭中如果父母均有高血压，其子女的发病率高；不仅发生率有遗传性，而且血压水平、并发症及其他相关因素也有遗传性，如肥胖。

2. 环境因素及其他

高盐、低钾、高蛋白质、高脂肪的不合理饮食习惯，长期精神压力大，喝酒、抽烟、熬夜等不良生活习惯，都与高血压呈正相关。另外，肥胖特别是腹型肥胖者容易发生高血压。

二、临床表现

1. 一般症状

原发性高血压一般起病缓慢，部分患者早期常无症状或症状不明显，多数是例行健康查体时发现血压升高；也有部分患者在劳累、精神紧张、情绪波动后出现不适发生血压升高，休息后可基本恢复正常。随着病程进展，血压会明显地持续升高，逐渐出现头痛、头晕、颈项板紧、注意力不集中、记忆力减退、肢体麻木、夜尿增多、心悸、胸闷、乏力等症状，多数症状在紧张或劳累后可加重。清晨活动后血压可迅速升高，出现清晨高血压，导致心脑血管意外的发生。

2. 高血压急症

高血压急症是指少数患者在某些情况下血压突然或显著升高到一定程度时（血压超过 180/120 mmHg），出现剧烈头痛、呕吐、心悸、眩晕等症状，严重时可发生神志不清、抽搐，多会在短期内导致严重的心、脑、肾等靶器官的损害。

高血压急症包括高血压脑病、颅内出血、脑梗死、急性心力衰竭、急性肾小球肾炎等。极少数患者舒张压持续大于 130 mmHg，同时伴有头痛，视力模糊，眼底出血、渗出，视神经乳头水肿，严重肾功能受损等，出现持续血尿、蛋白尿及管型尿，称为恶性高血压。高血压急症必须及时把血压控制在合理范围内，以避免对脏器功能造成严重影响，甚至危及生命。

三、诊断要点

高血压的主要诊断依据是测得的血压值，一般为未使用降压药的情况下，非同日测量静息状态下血压三次，测得血压的收缩压 ≥ 140 mmHg 且舒张压 ≥ 90 mmHg 时，方可诊断为高血压；如果有高血压史，目前正在使用降压药，即使血压 < 140/90 mmHg，仍然诊断为高血压。若收缩压 ≥ 140 mmHg、舒张压 < 90 mmHg，则为单纯性收缩期高血压。

为指导用药，根据血压水平可进一步将高血压分为 1 ~ 3 级，具体指标见表 2-1。

表 2-1　血压水平与分级

类别	收缩压（mmHg）	舒张压（mmHg）
正常血压	< 120	< 80
正常高值	120 ~ 139	80 ~ 89
高血压	≥ 140	≥ 90
1 级高血压（轻度）	140 ~ 159	90 ~ 99
2 级高血压（中度）	160 ~ 179	100 ~ 109
3 级高血压（重度）	≥ 180	≥ 110
单纯性收缩期高血压	≥ 140	< 90

四、治疗要点

原发性高血压目前尚无根治方法，主要采用非药物治疗和药物治疗。降压目标一般是将血压控制在 140/90 mmHg 以下。合并糖尿病、慢性肾病、心力衰竭或冠心病的高血压患者，血压控制目标为 130/80 mmHg 以下。治疗目的是最大限度地降低高血压患者的心、脑血管病的发生率及死亡率，提高生存质量。

1. 非药物治疗

非药物治疗主要是指生活方式干预，适用于所有高血压患者。主要包括：①减少食物中钠盐的摄入，每人每日食盐量以不超过 6 g 为宜；②补充钾盐的摄入量，多吃新鲜蔬菜和水果；③减轻体重，将 BMI 控制在 24 kg/m^2 以下；④戒烟限酒；⑤减少脂肪摄入；⑥适当运动；⑦减少精神压力，保持心理平衡。

2. 药物治疗

凡是血压持续升高，通过治疗性生活方式的干预仍未获得有效控制者，高血压合并糖尿病及心、脑、肾靶器官损害或并发症者，必须使用降压药进行强化治疗。

（1）降压药的种类

目前常用的降压药主要有五类：①利尿降压药，如氢氯噻嗪、吲达帕胺；②β受体阻滞剂，如普萘洛尔、美托洛尔；③钙通道阻滞剂，如氨氯地平、硝苯地平；④血管紧张素转换酶抑制剂，如卡托普利、依那普利；⑤血管紧张素 II 受体阻滞剂，如氯沙坦、缬沙坦。

（2）降压药的应用原则

患者的心血管危险因素状况、靶器官损害程度、并发症、合并症、降压疗效、不良反应等，都会影响降压药的选择。具体有以下四个应用原则：①小剂量开始，使用推荐的起始治疗的最小有效量，通过监测血压情况逐渐加量；②个体化原则，根据患者具体情况（如身体、经济情况、耐受性、个人意愿等）选择适合的药物；③优先选择长效制剂，特别是每日给药 1 次能控制 24 小时并达标的药物；④联合用药，大多数无并发症或合并症患者可单独或联合使用噻嗪类利尿剂、β 受体阻滞剂等，2 级高血压患者在治疗开始时就可以联合应用两种降压药。

五、照护重点

高血压患者的照护重点为监测血压、协助按时正确服药、防止意外受伤、避免高血压诱发因素、出现不适症状及时就医、及时发现高血压急症等。

1. 监测血压

经常监测血压可获取日常生活状态下的血压信息，帮助医生诊治，并增强主动参与性、治疗依从性等。推荐使用合格的上臂式自动血压计，或就近到社区门诊由专业人员测量。血压达标者每周测量 1 次；血压不达标者每天早晚各测量 1 次，每次测量 2 遍，取平均值。

2. 协助按时正确服药

高血压的治疗必须坚持长期服药，目的是使血压达到目标水平，从而避免脑卒中、急性心肌梗死、肾脏疾病等并发症的发生。服药应按时按量，不能擅自突然停药。经治疗血压控制满意后，可遵医嘱逐渐减少剂量。

3. 防止意外受伤

有头晕、眼花、耳鸣、视力模糊等症状时，如厕或外出均应有人陪伴，防止发生跌倒。避免迅速改变体位，如从卧位、坐位或蹲位突然站立时易发生直立性低血压。出现头晕、心悸、出汗、恶心、呕吐等不适症状时应立即平卧，抬高下肢，促进下肢血液回流。服药后应休息一段时间再活动，活动场所应设有安全措施，卫生间应安装扶手、呼叫器等以保证安全。

4. 避免高血压诱发因素

养成健康的生活方式，改变不良的生活习惯，不仅可以预防或延迟高血压的发生，还可以降低血压，提高降压药的疗效。

（1）饮食：一定要减少钠盐摄入，减少味精、酱油等调味品的使用量，少吃咸菜、火腿等含钠高的食品。

（2）控制体重：保持体重指数和腰围在正常范围内，避免超重和肥胖。

（3）戒烟限酒。

（4）适量运动：根据年龄、血压水平及个人兴趣选择适宜的运动方式，合理安排运动量。建议每周进行 3 ~ 5 次每次 30 分钟的有氧运动，如步行、慢跑、骑车、游泳、跳舞等。

（5）保持心理平衡，避免劳累、情绪激动、精神紧张等，以防血压升高。

5. 出现不适症状及时就医

血压控制不理想时，可出现头痛、头晕、疲劳、心悸、耳鸣、视力模糊等症状，但症状的轻重并不一定与血压水平呈正相关。服药过程中可出现一些药物不良反应，如心率增快或心动过缓、面部潮红、头痛、乏力、四肢发冷、下肢水肿、刺激性干咳、血脂血糖异常等，症状严重者应及时就医，遵医嘱调整药物或剂量。

6. 及时发现高血压急症

一旦发现血压急剧升高，血压值 ≥ 180/120 mmHg，伴有剧烈头痛、呕吐、大汗、视力模糊、面色及神志改变、肢体运动障碍等症状，应立即送往医院抢救治疗。

 案例分析

王先生平时吸烟、喝酒，不爱运动，还经常熬夜，这些不良的生活习惯对高血压的发生均有影响。王先生 2 年前血压 156/95 mmHg，已经达到了高血压标准，但没有引起重视。目前他出现头痛、头晕、耳鸣、眼花，而且血压 165/100 mmHg，可能已经发生了器官功能受损。因此，照护者应建议王先生立即就医治疗，在医生指导下服用降压药，并注意监测血压，将血压控制在 150/90 mmHg 以下，戒烟限酒，加强体育锻炼，按时规律作息，保持情绪稳定，防止高血压并发症的发生。

拓展训练

　　刘某，女性，65岁，身高160 cm，体重65 kg，发现高血压3年，遵医嘱口服缬沙坦40 mg，每日1片，但有时忘记服药。刘某血压控制在140/95 mmHg，偶有头痛、头晕症状，平时不爱运动，饮食偏咸，爱吃肉。作为照护者，应该采取哪些照护措施？

　　照护要点提示：1.监测血压；2.指导按时服药；3.时刻陪护，防止意外受伤；4.养成健康的生活方式，刘某BMI超标，显示有肥胖，应控制饮食和体重；5.观察不适症状。

课题二
冠心病照护

案例导入

李某，男性，58岁，1年前反复出现活动后胸闷，一般持续20分钟左右，休息后可以得到缓解，自述因为工作忙没做检查。他2天前出现心前区疼痛伴胸闷，入院后医生初步诊断为冠心病。作为照护者，你认为该照护对象存在的主要问题是什么？应该如何进行照护？

冠状动脉粥样硬化性心脏病简称冠心病，是指因冠状动脉粥样硬化造成心脏供血动脉狭窄、供血不足而引起的心肌功能障碍和器质性改变的疾病。

世界卫生组织曾将冠心病分为五大类：无症状心肌缺血（隐匿性冠心病）、心绞痛、心肌梗死、缺血性心力衰竭（缺血性心脏病）和猝死。近年来根据发病特点和治疗原则，将冠心病分为急性冠状动脉综合征和慢性冠状动脉综合征两大类，前者包括稳定型心绞痛、冠脉正常的心绞痛、无症状心肌缺血和缺血性心肌病，后者包括不稳定型心绞痛、非ST段抬高型心肌梗死、ST段抬高型心肌梗死和冠心病猝死。本教材重点介绍临床常见的稳定型心绞痛、不稳定型心绞痛和急性心肌梗死（包含非ST段抬高型心肌梗死和ST段抬高型心肌梗死）。

一、病因

冠心病的病因尚未完全明确，目前认为是多种因素作用于不同环节所致，这些因素也称为危险因素或易患因素。冠心病主要的危险因素或易患因素包括以下几项。

1. 年龄、性别

冠心病多见于 40 岁以上人群，女性与男性相比，女性发病率较低，但在更年期后发病率增加。

2. 血脂异常

脂质代谢异常是冠心病最重要的危险因素。总胆固醇（TC）、甘油三酯（TG）、低密度脂蛋白（LDL）或极低密度脂蛋白（VLDL）增高，高密度脂蛋白（HDL）降低均被认为是危险因素。

3. 高血压

血压增高与冠心病密切相关。60%～70%的冠心病患者患高血压，高血压患者患冠心病的概率较血压正常者高 3～4 倍，收缩压和舒张压增高均与冠心病关系密切。

4. 吸烟

吸烟可造成动脉壁氧含量不足，促进动脉粥样硬化的形成。吸烟者与不吸烟者相比，其冠心病的发病率和死亡率高 2～6 倍，且与每天吸烟的支数成正比，被动吸烟也是冠心病的危险因素。

5. 糖尿病和糖耐量异常

糖尿病患者的冠心病发病率较非糖尿病患者高 2 倍。糖耐量降低者中也常见冠心病患者。

除此之外，冠心病的其他危险因素包括：①肥胖；②缺少体力活动；③进食过多的动物脂肪、胆固醇、糖和钠盐；④遗传因素；⑤A 型性格等。近年来发现的冠心病危险因素还包括：①血中同型半胱氨酸增高；②胰岛素抵抗增强；③血纤维蛋白原及一些凝血因子增高；④病毒、衣原体感染等。

二、临床表现

1. 稳定型心绞痛

稳定型心绞痛也称劳力性心绞痛，是指在冠状动脉狭窄的基础上，由于心肌负荷突然增加导致心肌急剧的暂时性缺血与缺氧而引起的一种临床综合征。其特征是疼痛发作的程度、频率、性质、诱因等在数周甚至几个月内都没有明显的变化。

稳定型心绞痛临床上以发作性胸痛为主要表现，其典型的疼痛特点为：

（1）**疼痛部位**

稳定型心绞痛常见的疼痛部位是胸骨后或胸骨略偏左、心前区或剑突下，界限不清，可放射至左肩或上臂内侧，可达无名指和小指，也可放射至颈、咽和下颌部。

（2）**疼痛性质**

常为压榨性、憋闷感或紧缩感、窒息感疼痛，也可有烧灼感。有些患者仅感到胸闷但并不疼痛。发作时，患者往往不自主地停止当时的活动。

（3）**诱发因素**

情绪激动、过度劳累、寒冷、饱食、吸烟、酗酒等。

（4）**持续时间**

疼痛可持续 1 ~ 5 分钟，逐渐加重，休息或含服硝酸甘油常可缓解。

2. 不稳定型心绞痛

不稳定型心绞痛多在安静状态下发生，或者是由原来的稳定型心绞痛加重、恶化所致。不稳定型心绞痛与稳定型心绞痛的区别主要是不稳定型心绞痛冠状动脉内有不稳定的粥样斑块，斑块内出血、裂痕等因素刺激冠状动脉痉挛，使局部心肌血流量明显下降，导致心肌缺血而发生疼痛。

不稳定型心绞痛的临床表现与稳定型心绞痛发作时疼痛的部位、性质相似，与此同时还有以下特点：

（1）较原有的稳定型心绞痛疼痛发作程度加重、频率增加、持续时间延长、诱因改变，硝酸酯类药的作用减弱。

（2）心脏负荷增加就可以导致心绞痛发作。

（3）在安静、休息状态或夜间可发作，或轻微活动即可诱发，发作时心电图显示有 ST 段抬高的变异性心绞痛。

3. 急性心肌梗死

急性心肌梗死的临床表现为持久的胸骨后剧烈疼痛、血清心肌坏死标志物水平增高、心电图进行性改变。急性心肌梗死的临床表现与心肌梗死的面积大小、部位、侧支循环情况密切相关。

（1）**先兆**

约半数以上的患者在起病前数日至数周有乏力、胸部不适、活动时心悸、气急烦躁等前驱症状，其中以初发型心绞痛或恶化型心绞痛最为突出。原有的心绞痛出现频繁发作、胸痛程度加重、持续时间增长、诱发因素不明显、硝酸酯类药缓解效果差等状况。如果能及时发现并处理先兆症状，可使部分患者避免发生急性心肌梗死。

（2）症状

1）疼痛：疼痛为最早出现的、最突出的症状。急性心肌梗死疼痛的性质和部位与心绞痛相似，但多无明显诱因，且常发生于清晨、安静时，程度较重，持续时间较长，可达数小时或更长，休息和含服硝酸甘油多不能缓解。部分患者疼痛位于上腹部，或疼痛放射至下颌、颈部，常被误诊为急腹症或骨关节炎。少数急性心肌梗死患者可无疼痛，开始即表现为休克或急性心力衰竭。

2）心律失常：心律失常见于 75% ~ 95% 的患者，多发生在起病 24 ~ 48 小时内，以 24 小时内最多见，可伴有乏力、头晕、晕厥等症状。急性心肌梗死后最常见的心律失常为室性心律失常，尤其以室性早搏多见。如果患者表现为频发室性早搏（>5 次 / 分），常常为心室颤动的先兆，也是急性心肌梗死入院前的主要死亡原因。前壁心肌梗死易发生室性心律失常，如果发生房室传导阻滞，表明梗死范围广泛、情况严重。下壁心肌梗死易发生房室传导阻滞及窦性心动过缓。

3）胃肠道症状：患者在疼痛剧烈时常常伴有恶心、呕吐、上腹胀痛等胃肠道症状，也有表现为肠胀气者，严重者可发生呃逆。

4）全身症状：患者常于疼痛发生后 24 ~ 48 小时出现发热、心动过速、白细胞增高、红细胞沉降率增快等症状，体温可升高至 38 ℃左右，很少达到 39 ℃，持续约 1 周。急性心肌梗死的全身症状主要是由急性心肌梗死后坏死物质吸收所致。

5）低血压和休克：疼痛发作期间患者可出现血压下降，但不一定发生休克。如果疼痛缓解而收缩压仍低于 80 mmHg，患者表现为面色苍白、皮肤湿冷、大汗淋漓、烦躁不安、尿量减少等，则要警惕休克发生。休克多发生在起病后数小时至 1 周内，主要是心源性休克。

6）心力衰竭：主要为急性左心衰竭，可在起病最初几天内发生，也可能发生在胸痛、休克的好转阶段。患者表现为呼吸困难、咳嗽、紫绀等。右心室心肌梗死开始即出现右心衰竭表现，伴有血压下降。

三、诊断要点

心绞痛根据典型的发作性胸痛，结合年龄和存在的冠心病危险因素，排除其他原因所致的心绞痛，一般可建立诊断。诊断仍有困难者，可考虑做运动心电图、冠状动脉造影等。

急性心肌梗死的主要诊断依据为典型缺血性胸痛临床表现、特征性心电图改变及血清心肌坏死标志物动态改变，前三项中具备两项即可确诊。对于老年人，突然发生严重的心律失常、休克、心力衰竭而原因未明，或突然发生较严重而持久的胸闷或胸痛，都应考虑本病的可能。

四、治疗要点

1. 稳定型心绞痛

稳定型心绞痛的治疗原则是改善冠状动脉血液供应和降低心肌耗氧量，缓解症状；积极治疗动脉粥样硬化，避免各种诱发因素；预防急性心肌梗死和猝死的发生。

（1）发作时的治疗

1）休息：发作时应立即休息，一般患者停止活动后症状即可消除。

2）药物治疗：宜选用作用较快的硝酸酯制剂，这类药物除可扩张冠状动脉，增加冠状动脉血流量外，还可扩张外周血管，减轻心脏负荷，从而缓解心绞痛。

①硝酸甘油：0.3 ~ 0.6 mg 舌下含化，1 ~ 2 分钟显效，约 30 分钟后作用消失。

②硝酸异山梨酯：5 ~ 10 mg 舌下含化，2 ~ 5 分钟显效，作用维持 2 ~ 3 小时。

（2）缓解期的治疗

1）药物治疗

①硝酸酯制剂：常用药物有硝酸异山梨酯、5- 单硝酸异山梨酯、长效硝酸甘油制剂、2% 硝酸甘油油膏或橡皮膏贴片等。

②β受体阻滞剂：常用药物有美托洛尔、普萘洛尔、阿替洛尔等，口服。该类药物能引起低血压，故宜以小剂量开始，停用时逐步减量，突然停用有诱发急性心肌梗死的可能。

③钙通道阻滞剂：常用药物有维拉帕米、硝苯地平缓释制剂、地尔硫䓬等。

④抗血小板药：阿司匹林 100 ~ 300 mg，每天 1 次。

⑤调整血脂药：可选用他汀类药、贝特类药等。

2）非药物治疗：经皮穿刺腔内冠状动脉成形及支架植入术、外科治疗、运动锻炼疗法等。

2. 不稳定型心绞痛

不稳定型心绞痛有进展至急性心肌梗死的危险性，故必须予以重视，胸痛发作频繁或者持续时间长难以缓解的患者应立即住院治疗。

（1）休息与病情监测

卧床休息，24 小时心电监护，密切观察生命体征变化。一旦发现呼吸困难、发绀，立即吸氧，血氧饱和度维持在 95% 以上。

（2）疼痛处理

不稳定型心绞痛给予一次硝酸酯类药一般不能缓解疼痛，可每隔 5 分钟给予一次，一共给予 3 次。仍得不到缓解的，可用硝酸甘油持续静脉注射或微量泵输注，直至症状缓解。

3. 急性心肌梗死

急性心肌梗死是内科急症之一，强调早发现早入院治疗，要求到达医院后 30 分钟内开始溶栓或 90 分钟内完成球囊扩张，尽早恢复心肌血液再灌注，并及时处理心律失常、泵衰竭和各种并发症，防止猝死。

（1）一般治疗

1）休息：急性期需绝对卧床休息 3 ~ 7 天，保持环境安静，避免不良刺激，解除恐惧心理。

2）吸氧：间断或持续吸氧 2 ~ 3 天，重症者可使用面罩给氧。

3）监测：患者应收住在冠心病监护病房（CCU），监测心电、血压、呼吸，备好除颤仪。

4）口服阿司匹林：立即口服水溶性阿司匹林或嚼服肠溶性阿司匹林，抗血小板聚集，这是溶栓治疗前的常规。一般首次剂量为 150 ~ 300 mg，每天 1 次，3 天后变为 75 ~ 150 mg，每天 1 次，长期服用。

（2）解除疼痛

尽快解除患者疼痛，给予哌替啶 50 ~ 100 mg 肌内注射或吗啡 2 ~ 4 mg 静脉注射，必要时 5 ~ 10 分钟重复使用。硝酸甘油 0.3 mg 或硝酸异山梨酯 5 ~ 10 mg 舌下含服或静脉滴注。严重者可行亚冬眠治疗，即哌替啶与异丙嗪合用。患者有剧烈的缺血性胸痛或伴有血压显著升高且采用其他处理措施未缓解时，可静脉应用 β 受体阻滞剂如美托洛尔，但应注意禁忌证。

（3）再灌注心肌

为防止梗死面积扩大，缩小心肌缺血范围，要尽早使闭塞的冠状动脉再通，使心肌得到再灌注。对具备适应证的患者应 90 分钟内尽快实施经皮腔内冠状动脉介入治疗（PCI）。无条件施行急诊介入治疗、无禁忌证者应 30 分钟内立即行静脉溶栓治疗，常用药物有尿激酶（UK）、链激酶（SK）。新型溶栓药有重组组织型纤溶酶原激活剂（rt-PA）。

（4）其他治疗

为防止梗死面积扩大或再心梗，继续用肝素或低分子肝素，口服阿司匹林或氯吡格雷等抗凝治疗。对于前壁心梗伴有交感神经功能亢进者，可选择 β 受体阻滞剂、钙通道阻滞剂和血管紧张素转化酶抑制剂等，改善心肌重构，降低心力衰竭的发生率和死亡率。采用极化液疗法（氯化钾 1.5 g、普通胰岛素 10 U 加入 10% 葡萄糖溶液 500 mL），静脉滴注，每天 1 次，7 ~ 14 天为一个疗程，促进心肌摄取和代谢葡萄糖，有利于心肌收缩，减少心律失常，促进康复。

五、照护重点

冠心病患者的照护重点为改变生活方式、避免诱发因素、做好病情监测、按时正确服药、康复指导等。

1. 改变生活方式

改变生活方式是冠心病治疗的基础。照护者应指导照护对象养成良好的生活习惯，起居规律，科学安排时间，保证充足睡眠，注意劳逸结合、量力而行，不要过于劳累，以免加重病情。积极控制高血脂、高血压、糖尿病等危险因素，预防再次梗死和其他心血管并发症发生。

（1）合理膳食

宜摄入低热量、低脂、低胆固醇、低盐饮食，多食蔬菜、水果和粗纤维食物等，避免暴饮暴食，注意少量多餐，避免食用猪油、羊油、奶油、肥肉、动物内脏及蛋黄、墨鱼等。急性心肌梗死患者起病 12 小时内给予流质饮食，随后过渡到清淡饮食。选择低饱和脂肪酸和低胆固醇饮食，要求饱和脂肪酸占总热量的 7% 以下，胆固醇小于 200 mg。少量多餐，避免过饱。

（2）适当运动，控制体重

在合理膳食的基础上，结合运动和行为治疗等进行综合治疗。运动方式以有氧运动为主，如散步、骑自行车、打太极拳等。要循序渐进，注意运动的时间和强度因病情和个体差异而不同。急性心肌梗死患者运动前要做好评估。

（3）戒烟

戒烟是急性心肌梗死后二级预防的重要措施。研究表明，急性心肌梗死后继续吸烟再梗死和死亡危险率增加 22% ~ 47%。照护者要认真监督，积极劝导戒烟。

（4）减轻精神压力，保持良好的精神状态

照护对象应逐渐改变急躁易怒的性格，保持乐观、平和的心态，正视病情。照护者要告知照护对象家属积极配合和支持，生活中避免对照护对象施加压力，为其营造良好的身心休养环境。当照护对象出现紧张、焦虑或烦躁等不良情绪时，照护者应予以理解，并进行有效的心理疏导，引导其积极面对疾病。

（5）预防便秘

用力排便可导致病情加重，甚至出现严重危及生命的状况。预防便秘可采取以下措施：增加富含纤维素的水果、蔬菜的摄入，无糖尿病者可给予蜂蜜水，按摩腹部以促进肠蠕动，遵医嘱应用缓泻药以预防大便干结，养成规律排便的习惯。一旦出现排便困难，应立即告知医护人员处理，不能强行排便。

2. 避免诱发因素

过劳、情绪激动、饱餐、寒冷刺激、用力排便等都是心绞痛发作的诱因，应注意尽量避免。

3. 做好病情监测

（1）掌握心绞痛发作时的缓解方法，胸痛发作时应立即停止活动，舌下含服硝酸甘油。如果服用硝酸甘油疼痛不能缓解，或心绞痛发作比以往频繁、程度加重、疼痛时间延长，应立即送医院就诊，警惕急性心肌梗死的发生。不典型心绞痛发作时可能出现不典型的症状，如表现为牙痛、上腹痛等，为防止误诊，可先按心绞痛发作处理并及时就医。

（2）定时测脉搏、血压，定期复查心电图、血脂、血糖等。

4. 按时正确服药

出院后应严格遵医嘱服药，不要擅自增减药量或自行停药。照护者应告知照护对象药物的作用、用法、用量，教会其监测服药后的药物不良反应，并提醒其外出时随身携带硝酸甘油以备急需。硝酸甘油见光易分解，故应避光保存，放在棕色瓶内存放于干燥处，以免潮解失效；药瓶开封后每6个月更换1次，以确保疗效。

5.康复指导

急性心肌梗死是心脏猝死的高危因素，照护者应教会照护对象家属心肺复苏的基本技术以备急用。

急性心肌梗死发病12小时内应绝对卧床休息，保证睡眠充足。病情稳定后，在医生指导下早期合理运动。照护者应为照护对象制订个性化运动方案，坚持循序渐进、持之以恒的原则，以有氧步行、太极拳等运动项目为宜。

急性心肌梗死后易发生紧张、焦虑，照护者应指导照护对象保持乐观、平和的心态，正确面对病情，积极配合治疗，争取早日康复。

 案例分析

李先生自1年前即出现胸闷症状，反复发作，能自行缓解，为冠心病的心绞痛发作。照护者应提醒李先生要重视此病，学会自我监测，养成良好的生活习惯，低盐、低脂饮食，适度运动，正确按医嘱用药，定期复查心电图、血糖、血脂等；平时备好硝酸甘油等，一旦发作可立即含化，如果用药后病情不缓解，应立即就诊，警惕发生急性心肌梗死。

拓展训练

王某，男性，67岁，冠心病病史4年，遵医嘱口服硝酸异山梨酯等药物治疗，症状可缓解，但易反复。经查：总胆固醇6.18 mmol/L，高密度脂蛋白胆固醇0.68 mmol/L，低密度脂蛋白胆固醇4.21 mmol/L，甘油三酯2.3 mmol/L，空腹血糖7.1 mmol/L，血压120/78 mmHg。王某近2个月感觉症状较前加重，胸口隐痛，时作时止，伴心悸气短、头晕目眩，尤以活动后明显。他平时饮食偏油腻，不爱运动，情绪易激动。作为照护者，应该采取哪些照护措施？

照护要点提示：1.改变生活方式，低盐、低脂饮食，增加有氧运动；2.避免诱发因素，保持情绪稳定；3.学会自我监测，备好硝酸甘油；4.遵医嘱正确规律用药；5.重视定期复查。

课题三
病毒性心肌炎照护

案例导入

张某，男性，23岁，2周前出现发热、全身倦怠，去医院诊断为病毒性感冒。张某自认为年轻体壮，未规律服药，后出现心悸、胸闷、呼吸困难症状，又来院就诊，入院后医生初步诊断为病毒性心肌炎。作为照护者，你认为该照护对象存在的主要问题是什么？应该如何进行照护？

病毒性心肌炎是指嗜心肌性病毒感染引起的，以心肌非特异性间质性炎症为主要病变的心肌炎症，包括无症状的心肌局灶性炎症和心肌弥漫性炎症所致的重症心肌炎。

一、病因

很多病毒都可能引起心肌炎，其中以柯萨奇病毒、孤儿病毒、脊髓灰质炎病毒较常见，尤其是柯萨奇B组病毒感染者占患者的30%～50%。此外，流感、风疹、单纯疱疹、肝炎病毒、艾滋病病毒等也能引起心肌炎。

二、临床表现

病毒性心肌炎好发于年轻人，但任何年龄均可发生。其临床症状取决于病变的广泛程度与部位，轻者可无症状，重者甚至出现心源性休克及猝死。

1. 病毒感染症状

在发现心肌炎前1～3周，患者常有发热、全身倦怠、肌肉酸痛等感冒样症状或呕吐、腹泻等消化道症状。

2. 心脏受累症状

表现为心悸、胸闷、呼吸困难、心前区隐痛、乏力等，严重者可出现阿－斯综合征、心源性休克、猝死等。

三、诊断要点

病毒性心肌炎诊断时需依据典型的感染病史、临床表现及心电图、心肌标志物增高等进行综合分析，确诊有赖于心内膜心肌活检。心肌损伤标志物有心肌肌酸激酶（CK-MB）和肌钙蛋白增高。如果有阿－斯综合征、心力衰竭、心源性休克、心动过速等表现，可诊断为重症病毒性心肌炎。

四、治疗要点

病毒性心肌炎无特异性治疗措施，治疗要点是处理心律失常和心衰。

1. 一般治疗

心肌炎急性期患者应卧床休息，避免运动，补充富含维生素和蛋白质的食物。

2. 对症治疗

心力衰竭者给予利尿剂和血管紧张素转换酶抑制剂等。频发室性期前收缩或快速心律失常者，可选用抗心律失常药。完全性房室传导阻滞者，可考虑使用临时性心脏起搏器。目前不主张早期使用糖皮质激素，但对有房室传导阻滞、难治性心力衰竭、重症患者可考虑，有自身免疫的情况下则慎用。

3. 抗病毒治疗

病毒感染者可使用阿昔洛韦、更昔洛韦等。近年来采用黄芪、牛磺酸、辅酶Q10等中西医结合治疗，有抗病毒、调节免疫功能等作用。干扰素也具有抗病毒、调节免疫等作用，但价格昂贵，非常规用药。

4. 促进心肌代谢

应用三磷酸腺苷、辅酶A等可促进心肌代谢。

五、照护重点

病毒性心肌炎患者的照护重点为饮食指导、活动指导、病情监测、用药指导和心理照护。

1. 饮食指导

戒烟酒，加强营养摄入，进食高蛋白、高维生素、易消化饮食，尤其要补充富含维生素 C 的食物如新鲜蔬菜、水果，以促进心肌代谢与修复。避免摄入刺激性食物。

2. 活动指导

急性期应卧床休息，限制体力活动；出院后需继续休息 3～6 个月，如果无并发症可恢复学习或轻体力工作；6 个月～1 年内避免剧烈运动或重体力劳动、妊娠等。

3. 病情监测

严密监测心率、心律、血压，出现胸闷、心悸、呼吸困难等及时告知医生。

4. 用药指导

遵医嘱用药，减缓心肌进一步损伤，观察药物疗效及不良反应。

5. 心理照护

青壮年时期发病常影响生活、工作或学习，易产生焦虑、烦躁等情绪。照护者应说明本病预后及演变过程，嘱照护对象安心休养，不要急于求成。

案例分析

张先生于 2 周前感冒，后出现心悸、胸闷、呼吸困难，诊断为病毒性心肌炎。张先生目前处于病毒性心肌炎急性期，应绝对卧床休息，限制活动，并配合医生应用抗病毒、营养心肌药，防止心律失常、心力衰竭、心源性休克甚至猝死发生。

 拓展训练

李某，女性，26 岁，2 周前无明显原因出现间断咳嗽，无发热、咳痰，未给予治疗。3 天前她咳嗽加重，并伴有心悸，症状每次持续数分钟，休息后好转，来院就诊，查肌钙蛋白 0.373 ng/mL，医生诊断为病毒性心肌炎。李某平时为控制体重节食，晨起跑步，且目前处于备孕状态。作为照护者，应该采取哪些照护措施？

照护要点提示：1. 绝对卧床休息，限制活动，休息至少 6 个月；2. 饮食清淡、易消化，多食蔬菜、水果，以促进心肌代谢与修复；3. 遵医嘱服用抗病毒、营养心肌药；4. 学会自我保健与监测，出现胸闷、心悸等不适时及时就诊；5. 6 个月～1 年内避免妊娠。

课题四
慢性心力衰竭照护

案例导入

钱某，男性，65岁，2年前因受凉出现咳嗽、咳痰伴胸闷，2年间反复出现胸闷、憋气，多于快走或做较重家务劳动时出现，因休息后症状可减轻未曾就诊。钱某1周前无明显诱因突然出现喘憋，夜间不能平卧，伴双下肢水肿，入院查体后医生初步诊断为慢性心力衰竭。作为照护者，你认为该照护对象存在的主要问题是什么？应该如何进行照护？

心力衰竭简称心衰，是指由任何心脏结构或功能异常导致心室充盈和（或）射血功能受损的一组复杂的临床综合征，临床表现以肺循环和（或）体循环淤血及器官、组织血液灌注不足为主要特征。心衰按其发展速度和严重程度可分为慢性心衰和急性心衰，以慢性心衰居多；按其发生的部位可分为左心衰竭、右心衰竭和全心衰竭。

一、病因

慢性心衰是大多数心血管疾病的严重和终末阶段，也是心血管疾病致死的最重要原因。统计资料表明，我国引起心衰的基础心脏病病因过去以风湿性心脏瓣膜病为主，如今以冠心病居首，其次为高血压。

1. 基本病因

（1）原发性心肌损害

原发性心肌损害包括缺血性心肌损害，如冠心病心肌缺血和（或）急性心肌梗死；心肌炎和心肌病，如病毒性心肌炎及原发性扩张型心肌病；心肌代谢障碍性疾病，以糖尿病心肌病最为常见。

（2）心脏负荷过重

常见于高血压、主动脉瓣狭窄、肺动脉高压、肺动脉瓣狭窄、肺栓塞、二尖瓣关闭不全、主动脉瓣关闭不全、间隔缺损、动脉导管未闭、慢性贫血、甲状腺功能亢进症等。

2. 诱因

有基础心脏病的患者，其心衰的发生常由一些增加心脏负荷的因素所诱发。

（1）呼吸道感染是最常见、最重要的诱因，其次如感染性心内膜炎、全身感染等。

（2）心律失常：各种类型的快速性心律失常及严重的缓慢性心律失常均可诱发心力衰竭，心房颤动是诱发心衰的最重要因素。

（3）血容量增加，如摄入钠盐过多，静脉输液或输血过快、过多等。

（4）生理或心理压力过大，如劳累过度、情绪激动、精神过度紧张等。

（5）治疗不当，如不恰当停用利尿药、洋地黄类药或降血压药等。

（6）妊娠和分娩可加重心脏负荷，增加心肌耗氧量，诱发心衰。

（7）原有心脏病加重，或并发其他疾病如冠心病发生急性心肌梗死、风湿性心脏瓣膜病出现风湿活动、合并甲状腺功能亢进或贫血等。

二、临床表现

1. 左心衰竭

左心衰竭以肺淤血和心排血量降低为主要表现。

（1）呼吸困难

呼吸困难是左心衰竭最早出现的症状，表现为劳力性呼吸困难、夜间阵发性呼吸困难、端坐呼吸或急性肺水肿。急性肺水肿是左心衰竭呼吸困难最严重的形式。

（2）咳嗽、咳痰和咯血

咳嗽、咳痰由肺泡和支气管黏膜淤血所致，常发生在夜间，坐位或立位时可减轻或消失。痰液呈白色浆液性泡沫状，偶见痰中带血丝。当肺淤血明显加重或出现肺水肿时，可咳粉红色泡沫痰。长期慢性肺淤血导致肺静脉压力升高，肺循环和支气管血液循环在支气管黏膜下形成侧支，一旦破裂可引起大咯血。

（3）头晕、心悸、疲倦、乏力

心排血量降低，使器官组织灌注不足及代偿性心率加快，导致头晕、心悸、疲倦、乏力等。

（4）少尿及肾功能损害症状

严重左心衰竭时，血液进行重新分配，首先是肾血流量明显减少，患者可出现少尿。长期慢性的肾血流量减少可出现血尿素氮、肌酐水平升高及肾功能不全的相应症状。

2. 右心衰竭

右心衰竭以体循环静脉淤血为主要表现。

（1）消化道症状

右心衰竭最常见的症状为胃肠道淤血导致消化功能下降，引起腹胀、食欲减退、恶心、呕吐等。

（2）肝功能损害

由于肝脏淤血，查体可发现肝颈回流征阳性、颈静脉怒张、肝脏肿大、黄疸、腹水等。

（3）水肿

双下肢出现对称性、下垂性、凹陷性水肿，严重的可波及全身。可伴有胸腔积液、腹腔积液等。

（4）呼吸困难

右心衰竭呼吸困难常继发于左心衰竭。单纯性右心衰竭是由分流性先天性心脏病或肺部疾患所致，也有明显的呼吸困难症状。

3. 全心衰竭

临床常先发生左心衰竭，之后继发右心衰竭，形成全心衰竭。当右心衰竭出现后，右心排血量减少，阵发性呼吸困难等肺淤血症状反而有所减轻。扩张型心肌病表现为左、右心室同时衰竭者，肺淤血常不严重。

三、诊断要点

心力衰竭的诊断须综合病史、症状、体征、实验室及其他检查而做出，有明确的器质性心脏病是诊断的基础，脑钠肽（BNP）升高可作为诊断依据，但特异性不高。

四、治疗要点

心衰的治疗目标不仅是改善症状，更重要的是降低病死率和住院率，提高患者的生活质量。因此，心衰的治疗必须采取综合措施。

1. 基本病因治疗

对所有可能导致心脏功能受损的常见疾病，在尚未造成心脏器质性改变前均应进行早期有效治疗，如控制高血压、改善冠心病心肌缺血、心脏瓣膜病的瓣膜置换治疗、先天畸形的矫正手术等。

2. 消除诱因

积极控制呼吸道感染，控制心室率，注意排查并及时纠正电解质紊乱和酸碱失衡、甲亢、贫血、肾功能损害、过量摄盐、过度静脉补液及应用损害心肌或心功能的药物等。

3. 药物治疗

（1）利尿剂

利尿剂通过排钠排水减轻心脏的容量负荷，对缓解淤血症状、减轻水肿有显著的效果。常用的利尿剂包括排钾和保钾两大类，排钾利尿剂主要有氢氯噻嗪（双克）、呋塞米（速尿）等，保钾利尿剂主要有螺内酯、安体舒通、阿米洛利等。

（2）肾素－血管紧张素－醛固酮系统抑制剂

1）血管紧张素转换酶抑制剂（ACEI）：ACEI 是治疗心衰的基石和首选药物，也是降低心衰患者病死率的第一类药物。常用药物有卡托普利、依那普利等。

2）血管紧张素受体拮抗剂（ARB）：心衰患者不能耐受 ACEI 引起的干咳症状时，改用 ARB。常用药物有替米沙坦、氯沙坦等。

3）醛固酮拮抗剂：对改善慢性心衰的远期预后有较好的作用。常用药物有螺内酯。

（3）β 受体阻滞剂

长期应用 β 受体阻滞剂能显著改善预后，提高患者的运动耐力，降低死亡率。常用药物有美托洛尔、比索洛尔等。

（4）正性肌力药

1）洋地黄类药：洋地黄可增强心肌收缩力、减慢心率。常用的洋地黄制剂包括地高辛、毛花苷丙（西地兰）、毒毛花苷 K 等。

2）其他正性肌力药：包括 β 受体兴奋剂如多巴胺、多巴酚丁胺，磷酸二酯酶抑制剂如米力农等。

（5）扩血管药

扩血管药仅在伴有心绞痛或高血压时考虑使用，如硝酸甘油、硝酸异山梨酯（消心痛）、硝普钠等。

4. 非药物治疗

（1）心脏再同步化治疗（CRT）

通过植入三心腔起搏装置，改善房室、室间和（或）室内收缩同步性，增加心排血量，达到治疗目标。

（2）其他

左室辅助装置、心脏移植、细胞替代治疗等。

五、照护重点

慢性心衰患者的照护重点为遵医嘱用药、监测病情、饮食配合、舒适体位、保护皮肤、心理照护。

1. 遵医嘱用药，识别不良反应

遵医嘱按时按量服药，不可随意增减或撤换药物。服用洋地黄者，应学会自测脉搏，注意脉率、节律，当脉搏低于 60 次 / 分时暂停服药，并告知医生。胃肠道反应如食欲减退、恶心、呕吐，神经系统表现如头痛、乏力、头晕、视物模糊、黄视、绿视等，均为洋地黄中毒表现。血管紧张素、转化酶抑制剂可引起干咳、低血压、头晕、水肿等；β 受体阻滞剂可引起体液潴留、心动过缓、低血压等；利尿剂可引起低血钾症，故应监测血钾。

2. 监测病情

监测心率、血压、体重、尿量变化，记录 24 小时出入量，发现异常及时报告医生。

3. 饮食配合

摄入低盐、低脂、清淡、易消化食物，少食多餐，控制液体摄入量。低血钾症者应补充含钾丰富的食物，必要时补充钾盐，口服补钾药宜在饭后服用。

4. 舒适体位

呼吸困难者采取半坐卧位。端坐呼吸者可使用床上小桌扶桌休息，必要时双腿下垂。下肢水肿者可抬高下肢，以利于静脉回流。注意体位的舒适与安全。

5. 保护皮肤

心力衰竭者严重水肿时被褥应柔软、平整，可用气垫床；勤更换体位，以减轻局部压力；必要时可用减压敷料，以保护局部皮肤，防止压力性损伤。

6. 心理照护

慢性心衰患者因病情易反复发作而致运动耐力下降、生活质量降低，影响日常生活及睡眠，常出现焦虑、抑郁、悲观、失望等心理变化。照护者应指导照护对象采取积极的态度应对疾病，必要时请专业人员进行心理疏导。

案例分析

钱先生2年间反复出现胸闷症状，因为休息后可减轻而未曾就诊，本次医生诊断为慢性心衰。照护者应鼓励其树立治疗的信心，配合医生采取综合照护措施，如按时服药、监测病情变化、饮食配合等，控制心衰症状，提高心脏功能，提升生活质量。

拓展训练

周某，女性，46岁，因心悸、气促3年，加重伴双下肢水肿3天就诊。周某5年前由于心悸、气促曾被诊断为风湿性心脏瓣膜病而住院治疗，出院后遵医嘱服用药物，能胜任日常工作。她一周前由于上呼吸道感染再次出现心悸、气促、水肿而入院。查体：体温37.3 ℃，脉搏130次/分，呼吸22次/分，血压110/60 mmHg；呼吸略促，口唇发绀，可见颈静脉曲张，经治疗后好转出院。周某平时饮食偏咸，因工作受限情绪低落。作为照护者，应该采取哪些照护措施？

照护要点提示：1. 遵医嘱按时服药；2. 监测病情，注意心率、心律变化；3. 改变生活方式，饮食清淡、低钠、低脂等；4. 保护好水肿部位皮肤；5. 定期复查。

模块三
消化系统常见疾病的照护

消化系统疾病种类多，且为常见病和多发病，主要包括食管、胃、肠、肝、胆、胰等脏器的病变，可分为器质性疾病和功能性疾病。消化系统病变可局限于消化系统及其他系统，其他系统或全身性疾病也可引起消化系统疾病或症状。

学习目标

◆ 掌握急性胃肠炎、消化性溃疡、肝炎、肝硬化、急性胰腺炎的临床表现和照护重点，能够为照护对象提供科学合理的照护措施及健康教育。

◆ 熟悉急性胃肠炎、消化性溃疡的治疗要点，能够判断照护对象病情的起因。

◆ 了解肝炎、肝硬化、急性胰腺炎的病因和治疗要点，能够增加照护对象对疾病基本知识的了解。

课题一
急性胃肠炎照护

案例导入

张某，男性，22岁，既往身体健康，喜食外卖。近日天气炎热，张某昨晚与好友聚餐于露天烧烤摊，食用冰镇啤酒、烧烤及部分凉菜，今晨出现食欲不振、呕吐、腹泻伴发热，体温 37.9 ℃。作为照护者，如何判断张某目前的情况？如何进行照护？

急性胃肠炎是胃肠黏膜的急性炎症，夏秋季多发，与饮食不当、暴饮暴食或食入生冷、不洁的食物有关。

一、病因

1. 病原微生物感染

细菌、病毒、寄生虫等可引起各种感染性胃肠炎。常见的细菌有沙门菌属、嗜盐菌（副溶血弧菌）、金黄色葡萄球菌等，常见的病毒有轮状病毒、腺病毒等，常见的寄生虫有阿米巴原虫、贾第虫等。急性胃肠炎常有集体发病或家庭多发的情况。

2. 物理化学因素

进食生冷、过热、大量酸性等刺激性食物，进食有毒的植物（如蘑菇）或某些药物（如水杨酸盐类药、磺胺类药、某些抗生素等），或误服强酸、强碱及农药等均可引起本病。

二、临床表现

急性胃肠炎的临床表现主要为恶心、呕吐、腹痛、腹泻、腹胀、发热等，症状的严重程度与进入肠道的微生物的数量和毒性类型有很大关系，同时与人体的免疫力有关。患者常有暴饮暴食或吃不洁、腐败变质食物史。本病多数起病急，恶心、呕吐频繁，剧烈腹痛，频繁腹泻，多为水样便，可含有未消化食物、少量黏液甚至血液等；上腹及脐周有压痛，无肌紧张及反跳痛，肠鸣音多亢进，可伴有发热、头痛、全身不适及不同程度的中毒症状。呕吐、腹泻严重者可有脱水、酸中毒等症状，甚至休克。

三、诊断要点

急性胃肠炎结合病史和临床症状可初步得出诊断。病情严重者进行实验室化验：抽血，取大便标本化验。

四、治疗要点

1. 轻症者一般无须药物治疗，可采取居家治疗的方式，注意休息及水分补充，可自行缓解。

2. 症状严重者遵医嘱用药：止泻药如洛哌丁胺等，止吐药如甲氧氯普胺等，肠道菌群调节药如双歧杆菌等。

3. 感染性腹泻者可适当选用有针对性的抗生素，但应防止滥用。

4. 补充水、电解质：病情轻者口服葡萄糖电解质液，以补充体液的丢失。如果持续呕吐或明显脱水，则需静脉补充 5% ~ 10% 葡萄糖盐水及其他相关电解质。宜摄入清淡流质或半流质饮食，以防止脱水或治疗轻微的脱水。呕吐频繁时应禁食。

五、照护重点

急性胃肠炎患者的照护重点为注意休息、补充水分、饮食指导、鉴别急危重症、健康教育。

1. 注意休息

急性期注意休息，减少活动。特别是腹泻较重者，应停止工作，居家休息。

2. 补充水分

多饮水，防止脱水，可饮淡盐水或口服补液。

3. 饮食指导

呕吐、腹泻严重者可暂停进食，给予静脉输液。能进食者饮食应清淡、易消化，以少渣半流质为宜。

4. 鉴别急危重症

呕吐频繁、腹泻次数多、水样便等，出现精神萎靡、乏力、严重脱水者，应及时就医，防止发生水、电解质紊乱，甚至低血容量性休克。

5. 健康教育

严把食物卫生关是预防急性胃肠炎的关键。做好饮食、饮水卫生和粪便管理，大力消灭苍蝇，是预防本病的根本措施。冰箱内的食物要生熟分开，进食前要重新烧熟烧透。

注意个人卫生，饭前便后要洗手，蔬菜瓜果生吃前要消毒，外出度假要选择干净卫生的饭店等。

案例分析

张先生既往体健，因饮食冷热交替，加之天气炎热，不排除食入变质食物可能，导致腹泻、发热、食欲不振、呕吐发生；追溯病史可看出其饮食习惯不佳，更易加重急性胃肠炎病情。作为照护者，应注意观察其是否有脱水症状，遵医嘱协助应用止泻药或抗生素，待症状缓解为其准备温热、易消化饮食，并协助饮淡盐水，嘱卧床休息。

 拓展训练

李某，女性，63岁，平时生活节俭，一人在家，今日因食入上顿剩菜、剩饭，出现腹痛、腹泻、恶心、呕吐的症状。作为照护者，应该如何进行照护?

照护要点提示：1.卧床休息；2.症状轻时多饮水，防止脱水；3.如果症状持续加重，及时就医，遵医嘱服药；4.进食宜清淡、易消化，以少渣半流质为宜；5.做好卫生宣教，不食剩饭、剩菜。

课题二
消化性溃疡照护

案例导入

刘某，男性，46岁，某IT公司的高层管理人员，自述上大学时就开始出现上腹痛症状，疼痛位于中上腹部，有点像饥饿的感觉，严重时会觉得"烧得慌"，疼痛通常在饭后出现，服用铝碳酸镁疼痛可缓解。此症状一年会发作2～3次，每次持续几周，上大学时经常在考试前一两周发作，工作后则经常在精神紧张、工作压力大时出现。刘某由于工作繁忙，从未到医院就诊。最近几周，他负责一个新的项目，精神压力大，而且经常熬夜加班，于是上腹痛症状又出现了，并且比以往更严重。作为照护者，应该如何对刘先生进行照护？

消化性溃疡主要指胃肠道黏膜被自身消化而发生的炎症缺损，可发生于食管、胃、十二指肠，以胃溃疡和十二指肠溃疡最多见。

一、病因

胃和十二指肠溃疡的形成与多种因素有关。临床研究表明，胃酸分泌过多、幽门螺杆菌感染、胃黏膜保护作用减弱等因素是引起消化性溃疡的主要原因，另外胃排空延缓和胆汁反流、胃肠肽的作用、遗传因素、药物因素、吸烟、环境因素和精神因素等都和消化性溃疡的发生有关。

二、临床表现

消化性溃疡患者的临床表现不尽相同，部分患者无症状，或以出血、穿孔等并发症为首发症状，但多数患者表现为病程缓慢、周期性发作和节律性上腹痛。

1. 症状

（1）腹痛

周期性反复发作的上腹痛，是消化性溃疡的主要特征。疼痛常因精神刺激、过度疲劳、饮食不慎、药物影响、气候变化等因素诱发或加重，可因休息、进食、服制酸药、以手按压疼痛部位、呕吐等而减轻或缓解。

1）疼痛部位：十二指肠溃疡的疼痛多出现在中上腹部或脐上方或脐上方偏右处；胃溃疡的疼痛也多在中上腹部，但稍偏高，或在剑突下和剑突下偏左处。

2）疼痛性质：多呈钝痛、灼痛或饥饿样痛，一般较轻而能耐受，持续性剧痛提示溃疡穿透或穿孔。

3）疼痛节律：疼痛与饮食有明显的相关性和节律性。十二指肠溃疡疼痛一般发生在两餐之间，餐后 3 ~ 4 小时出现，持续不缓解直至下餐进食或服制酸药后缓解，呈疼痛→进餐→缓解，即空腹痛。胃溃疡疼痛发生不规律，一般餐后 1 小时出现，经 1 ~ 2 小时后逐渐缓解，直至下餐进食后再出现，呈进餐→疼痛→缓解，即进餐痛。

（2）其他

消化性溃疡还可有反酸、嗳气、恶心、呕吐、食欲减退等症状。

2. 并发症

（1）出血

出血是消化性溃疡最常见的并发症。典型病例出血前 1 ~ 2 周常有上腹痛加剧，出血后疼痛减轻或消失。临床表现主要为黑粪和呕血。溃疡一次出血 60 mL 以上即可出现黑粪，呕血则与出血部位、出血量和出血速度有关。轻者仅表现为黑便、呕血，重者可出现循环衰竭、低血容量性休克。

（2）穿孔

急性消化性溃疡穿孔时伴有剧痛；慢性消化性溃疡穿孔时既往腹痛规律发生改变，且顽固而持久。部分患者可因饱餐、摄入粗糙食物、腹压增加等因素诱发本病。

（3）幽门梗阻

幽门梗阻多为炎症导致的水肿和幽门痉挛，为暂时性的，常表现为反复大量呕吐呈腐酸味宿食，呕吐后不适可缓解。

（4）癌变

少数胃溃疡可发生癌变，十二指肠溃疡极少见癌变。

三、诊断要点

根据消化性溃疡发生和发展规律，慢性病程、周期性发作和节律性中上腹痛等特点，依据胃镜和 X 线钡餐检查结果可确诊。

四、治疗要点

消化性溃疡的治疗目的主要是消除病因、控制症状、愈合溃疡、防止复发及避免并发症。

1. 药物治疗

药物治疗包括抗酸和抑制胃酸分泌治疗、保护胃黏膜治疗和根除幽门螺杆菌治疗，常用药物有西咪替丁、雷尼替丁、奥美拉唑、兰索拉唑、硫糖铝、枸橼酸铋钾等。根除幽门螺杆菌治疗通常选用三联疗法，奥美拉唑或枸橼酸铋钾加克拉霉素和阿莫西林或甲硝唑。

2. 外科手术治疗

对于经内科治疗无效的大出血、急性穿孔、幽门梗阻等，可选择外科手术治疗。

五、照护重点

消化性溃疡患者的照护重点为观察病情、协助按时正确服药、饮食指导、心理照护、及时发现急危重症、健康教育等。

1. 观察病情

观察疼痛的规律、程度及缓解方法，减少或去除诱发或加重疼痛的因素。疼痛前或疼痛时可进食碱性食物或服用药物。对服用非甾体类抗炎药者，若病情允许，可停药或遵医嘱更换药物。避免暴饮暴食和食用刺激性食物，戒烟酒。注意有无反酸、恶心、呕吐、腹泻、乏力等其他症状。

2. 协助按时正确服药

遵医嘱正确服药，不随便停药或减药，防止症状加重或复发。抗酸药应在饭后 1 小时和睡前服用，避免与牛奶同时服用。

3. 饮食指导

规律地定时进食，少量多餐，细嚼慢咽，避免过饱或过饥。选择营养丰富、易消化的食物，以面食为主，牛奶宜选择脱脂牛奶。

4. 心理照护

保持心理平衡，避免劳累、情绪激动、精神紧张等。

5. 及时发现急危重症

一旦发现呕血、剧烈腹痛、视力模糊、面色及神志改变等症状，应立即到医院治疗。

6. 健康教育

（1）帮助照护对象了解本病的基本知识，了解发病诱因及规律，增强对治疗的信心，积极配合治疗，建立规律的生活制度。

（2）避免食用诱发或加重疾病的药物或食物，如阿司匹林、激素、咖啡因、辣椒等刺激性食物。戒酒戒烟是治疗的一部分，饮酒会促进胃酸分泌和破坏胃黏膜屏障，对溃疡不利。吸烟会延迟溃疡的愈合。长期吸烟还会加强迷走神经张力，促进胃酸分泌。改掉不良生活习惯对溃疡的愈合及预防复发有重要意义。

（3）精神紧张、情绪波动时可用镇静催眠药，以稳定情绪、解除焦虑，但不宜长期服用。

（4）告知照护对象消化性溃疡的形成和发展与胃液中胃酸和胃蛋白酶的消化作用有关，切忌空腹上班和空腹就寝。在短时间内（2～4周）使溃疡愈合达瘢痕期并不困难，而关键在于防止溃疡复发。溃疡反复发作危害更大。

 案例分析

刘先生的表现为典型的胃溃疡症状。此病病程较长，照护者应建议刘先生及时就诊，接受正规治疗，按时服药；同时改掉不良作息习惯，注意休息，合理安排运动，舒缓心情，减轻焦虑、紧张情绪，保持心情舒畅。

拓展训练

杨某，男性，48岁，既往体健，因"间断中上腹痛，呕血，量少，黑便1月余"就诊，诊断为消化性溃疡伴上消化道出血。作为照护者，应该如何进行照护？

照护要点提示：1. 卧床休息；2. 按时服药；3. 饮食照护；4. 观察呕血、黑便症状，加重及时告知医生；5. 心理照护，减轻焦虑、恐惧。

课题三
肝 炎 照 护

案例导入

齐某，男性，51 岁，身高 170 cm，体重 100 kg，患慢性乙型病毒性肝炎 20 余年，偶有上腹部胀满及肝区胀痛不适，饱餐后明显。齐某脸色晦暗数年，无肝掌及蜘蛛痣，有家族遗传病史（母亲为慢性乙型病毒性肝炎患者，因肝癌病故；4 个姐姐均有此病，未行任何治疗，身体状况良好），定期复查病情均稳定，未行特殊治疗。作为照护者，应该如何进行照护？

肝炎是指由细菌、病毒、寄生虫、酒精、药物、化学物质、自身免疫等多种致病因素引起的肝脏炎症的统称，主要包括病毒性肝炎、酒精性肝炎、脂肪性肝炎、自身免疫性肝炎、药物性肝炎等。儿童及成人均可患本病，病毒性肝炎较为常见。

一、病因

1. 病毒性肝炎

肝炎病毒感染人体后，引发一系列反应，引起肝脏炎症、坏死，进一步导致肝纤维化、肝硬化和肝癌。病毒性肝炎的诱发因素包括密切接触肝炎患者、食用被肝炎病毒污染的食物、共用注射器、免疫力下降等。

根据肝炎病毒的病原学分型，可将病毒性肝炎分为甲、乙、丙、丁、戊五种。甲型和戊型肝炎主要经粪 - 口途径传播，进食被病毒污染的食物和水等，具有较强的传染性。乙、丙、丁型肝炎主要经血液、体液等肠道外途径传播，传染性低。

2. 酒精性肝炎

人体摄入酒精后，乙醇及其中间产物引起肝细胞脂肪变性、缺氧及免疫介导损害等，导致肝炎。酒精性肝炎的诱发因素包括短期反复大量饮酒、合并其他病毒感染、营养不良等。

3. 脂肪性肝炎

脂肪性肝炎主要是由超重和肥胖所致，少数可由药物、代谢等因素引起。脂肪性肝炎与高热量饮食、含糖饮料摄入、久坐少动等生活方式密切相关。肥胖、2型糖尿病、高脂血症、代谢综合征等可单独或共同作为本病的易患因素，造成脂质代谢紊乱、过量脂质在肝脏沉积，最终导致肝损伤。

4. 自身免疫性肝炎

自身免疫性肝炎是指由于免疫紊乱，导致机体出现针对肝细胞的免疫攻击而引起的肝炎，表现为转氨酶升高、自身抗体阳性、免疫球蛋白升高等。自身免疫性肝炎的诱发因素包括感染、药物等。

5. 药物性肝炎

药物性肝炎是指由药物及其代谢产物的直接或间接毒性作用，或通过机体免疫活化而导致的肝细胞损伤。

二、临床表现

不同类型的肝炎可有共同的临床症状，常见的有食欲减退、厌油、腹胀、乏力、肝区疼痛等，黄疸型肝炎可有黄疸，重症肝炎可有嗜睡等神经精神症状。肝炎早期可无症状，或表现为非特异性的消化系统症状，如恶心、食欲减退、腹胀等。急性肝炎一般是甲型黄疸型肝炎，由甲型肝炎病毒引起，起病急，症状重，有黄疸，病程短，易恢复，预后好。慢性肝炎一般由乙型、丙型肝炎病毒或其他原因引起，起病缓，症状轻，病程长，预后差，极易转为肝硬化。

1. 消化系统症状

患者可有不同程度的恶心、食欲减退、腹胀、腹泻或便秘等消化不良症状，急性肝炎患者常有明显厌油表现。患者可有上腹疼痛，有时疼痛向背部放射，夜间疼痛加剧，卧床休息后可得缓解，大声说话或咳嗽可加重。

2. 皮肤黏膜异常症状

患者可有黄疸、皮肤及巩膜黄染、皮肤瘙痒、面色晦暗无光泽。慢性肝炎患者可在颈部、前胸、手背、上臂等部位见蜘蛛痣。此外，患者的大小鱼际处皮肤发红，加压后褪色，称为肝掌。酒精性肝炎患者还可见酒精性面容、酒糟鼻等。自身免疫性肝炎患者有时可出现皮疹。

3. 神经系统症状

患者可表现为乏力、倦怠、精神萎靡，有肢端麻木等周围神经病变表现。酒精性肝炎患者可出现记忆力减退、手颤等。重型肝炎或酒精中毒者可出现意识模糊，甚至昏睡、昏迷等。

三、诊断要点

结合病史、临床表现、体格检查可初步判定肝炎，进行实验室检查以确诊。

四、治疗要点

不同类型的肝炎应按照临床类型、病情的轻重、是否有合并症及合并症类型、组织学损害等个体情况进行综合治疗，以休息、营养为主，辅以药物治疗，避免使用损害肝脏的药物。

1. 一般治疗

（1）休息与活动

有明显症状及黄疸者，应卧床休息，恢复期可适当活动。

（2）病情监测

随访肝功能检查和肝脏影像学检查，必要时随访肿瘤标志物如甲胎蛋白。病毒性肝炎注意隔离，防止传播，并随访病原学的滴度改变。

（3）营养支持

饮食应尽量清淡，不可油腻，进食高蛋白、低脂肪、高维生素食物。若热量不足，应静脉点滴葡萄糖溶液，保证能量供应。

（4）病因治疗

慢性乙型和丙型肝炎要进行抗病毒治疗，常用药物有干扰素和核苷类似物。药物性肝炎首先停用可疑的药物，或避免与毒性物质接触。酒精性肝炎应戒酒。脂肪性肝炎应减重。自身免疫性肝炎应用免疫抑制剂，如甲泼尼龙等。

2. 保肝治疗

护肝药如维生素、肝泰乐、肌苷、ATP、辅酶 A 等。

3. 其他治疗

对肝衰竭患者，有条件可进行人工肝支持治疗。对终末期肝病和肝衰竭内科治疗效果不佳者，可采用肝移植治疗。

对于部分类型的肝炎，中医治疗有一定的效果。

五、照护重点

肝炎患者的照护重点是改变不良生活习惯，遵医嘱用药，及时复诊，做好家人隔离，心理照护等。

1. 改变不良生活习惯

找出病因，改变不良饮食及作息习惯，如戒烟酒、不暴饮暴食、不油腻饮食、均衡健康饮食、运动减重等。

2. 遵医嘱用药，及时复诊

遵医嘱使用抗病毒、保肝护肝、降转氨酶、调节免疫力等药物。急性肝炎患者出院后第 1 个月复查 1 次，之后每 1～2 个月复查 1 次,6 个月后每 3 个月复查 1 次，定期复查随访 1～2 年。慢性肝炎患者建议每 3 个月复查肝功能情况，每 6 个月检查肝脏 B 超和肝纤维化有关指标，以指导调整治疗方案。

3. 做好家人隔离

了解病毒性肝炎的传播途径。对经粪－口途径传播者，注意保护好家人，分食进餐，餐具消毒，合理处置粪便和血液。对经血液、体液传播者，做好个人卫生，不共用剃须刀、牙具等用品，性生活使用安全套。

4. 心理照护

树立战胜肝炎的信心，及时缓解焦虑、恐惧情绪。

 案例分析

　　齐先生患慢性乙型肝炎时间较长，且具有家族聚集现象，病情控制良好，但体重超重，近日来有饱餐后不适的症状。作为照护者，应针对其饮食习惯进行健康教育，嘱清淡、低脂饮食，指导其进行适当运动、控制体重，定期复诊，监测病情进展，保持心情愉快，正确对待疾病。

拓展训练

　　王某，20岁，身高175 cm，体重110 kg，饮食不规律，喜食油炸膨化食品，今年查体发现脂肪性肝炎。作为照护者，应该采取哪些照护措施？

　　照护要点提示：1.控制饮食，改变饮食结构；2.增加运动量，控制体重；3.观察有无不适症状；4.定时复查。

课题四
肝硬化照护

案例导入

王某，男性，67岁，患肝硬化，近日来肝脏部位疼痛，疲乏、食欲不振、恶心、腹胀，偶伴有血便，腹壁血管曲张明显。作为照护者，你认为该照护对象存在的主要问题是什么？应该如何进行照护？

肝硬化是一种由不同病因引起的慢性进行性弥漫性肝病，在肝细胞广泛坏死的基础上产生肝组织弥漫性增生，形成结节、假小叶，破坏肝脏的正常结构和血液供应，是多种肝病的终末阶段。肝硬化患者在我国以青壮年男性多见。

一、病因

各种原因导致肝炎长期得不到治疗和改善，可发展为肝硬化，如病毒性肝炎、慢性酒精中毒、胆汁淤积、循环障碍、遗传代谢疾病、营养失调、血吸虫病等均可导致肝硬化。

二、临床表现

肝硬化的病程发展慢，可潜伏3～5年或更长时间。根据病情的严重程度，可将肝硬化分为肝功能代偿期和肝功能失代偿期。

1. 肝功能代偿期

多数患者无症状或以乏力、食欲不振为主要表现，可伴有恶心、厌油、腹胀、上腹隐痛及腹泻。常因劳累或伴发病而出现症状，休息或治疗可缓解。

2. 肝功能失代偿期

患者症状明显，主要为由肝功能减退和门静脉高压导致的全身多系统的症状。

（1）全身症状

疲倦乏力，精神不振，营养不良，面色晦暗，皮肤粗糙，夜盲，下肢水肿等。

（2）消化系统症状

食欲减退，畏食，伴恶心、呕吐、脂肪性腹泻等胃肠道功能紊乱等。

（3）出血倾向和贫血

鼻出血、牙龈出血、皮肤紫癜、胃肠道出血等，女子月经过多进而贫血。

（4）内分泌失调

皮肤色素沉着、肝掌、蜘蛛痣、水肿、腹水、女性月经失调、男性乳房发育等。

（5）门静脉高压症

脾大、脾功能亢进、腹壁静脉曲张等。

（6）低蛋白血症

双下肢水肿、尿少、腹腔积液、肝源性胸腔积液等。

三、诊断要点

肝硬化代偿期不容易诊断；失代偿期主要根据病毒性肝炎、长期酗酒等病史，肝功能减退、门静脉高压症的临床表现，肝功能异常等进行诊断。

四、治疗要点

肝硬化目前尚无特效治疗，应重视早期诊断，加强病因治疗及一般治疗，以缓解病情，延长代偿期和保持劳动力，不宜滥用保肝药，避免应用对肝有损害的药物。肝硬化失代偿期主要是对症治疗，改善肝功能和处理并发症。有手术适应证者，慎重选择时机行手术治疗。有腹水者，限制水钠摄入、利尿、输注血浆白蛋白等。

五、照护重点

肝硬化患者的照护重点为合理安排饮食、保护曲张静脉、体液过多的照护、皮肤护理、遵医嘱用药、病情监测、心理照护等。

1. 合理安排饮食

原则上以高热量、高蛋白、高维生素、易消化饮食为主，避免摄入生、冷、硬等刺激性食物。蛋白质以优质蛋白为主，如豆制品、鸡蛋、牛奶、鸡肉、瘦猪肉；但对于肝功能损害者，血氨增高时应限制或禁食蛋白质，待好转后再逐步增加蛋白质摄入量。多食用新鲜蔬菜和水果，以保证维生素供应。限制钠、水摄入，有腹水者低盐或无盐饮食，钠盐摄入量控制在 500 ~ 800 mg/d，进水量控制在 1 000 mL/d 以内。必要时遵医嘱静脉滴注营养药。

2. 保护曲张静脉

有食管胃底静脉曲张者，应细嚼慢咽，进软食，避免摄入硬质食物，切勿混入鱼刺、甲壳等，以防损伤曲张静脉导致出血。

3. 体液过多的照护

（1）体位

双下肢水肿者可抬高下肢，减轻水肿。大量腹水者可取半卧位，使膈肌下降，以利于呼吸运动，减轻呼吸困难和心悸。

（2）避免腹内压突然增加

大量腹水时，要避免腹内压突然增加而引起病情加重，如避免剧烈咳嗽、打喷嚏等，保持大便通畅，避免用力排便。

4. 皮肤护理

有黄疸者容易产生皮肤瘙痒，照护者应嘱照护对象勿抓挠皮肤，以防破溃感染。有腹水和下肢水肿的患者应穿宽松的衣服，避免皮肤破溃。

5. 遵医嘱用药

不滥用药物，以免加重肝脏负担。服用利尿药时，应注意防止水、电解质紊乱。若出现软弱无力、心悸等症状，及时就医。

6. 病情监测

记录 24 小时出入量，测量腹围、体重，观察有无水肿、腹水。出现呕吐、腹泻、意识改变等，警惕发生水和电解质紊乱、肝性脑病等。

7. 心理照护

肝硬化患者易产生焦虑、紧张、恐惧的心理，严重者可影响疾病的治疗。因此，照护者应耐心讲解肝硬化的相关知识，安慰、鼓励照护对象，减轻照护对象的心理负担，使其积极配合治疗。

 案例分析

王先生已确诊为肝硬化，照护者应嘱其合理安排饮食，遵医嘱用药，细致观察病情，如有无水肿、腹水，有无其他并发症先兆等。

拓展训练

刘某，女性，65岁，有肝硬化病史半年，近期出现腹水、胸闷、水肿，血液检查显示血氨偏高。作为照护者，应该采取哪些照护措施？

照护要点提示：1.合理安排饮食，蛋白质以植物蛋白为主；2.限制钠、水摄入，记录24小时出入量；3.遵医嘱用药；4.观察精神症状，及时鉴别肝性脑病。

课题五
急性胰腺炎照护

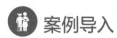 案例导入

王某，男性，37岁，外出饮用大量酒精及油腻食物后，突然出现上腹部刀割样疼痛，并持续4小时，伴频繁呕吐入院，诊断为急性胰腺炎。作为照护者，你认为该照护对象存在的主要问题是什么？应该如何进行照护？

急性胰腺炎是指多种原因导致胰腺分泌的消化酶在胰腺内被激活，引起胰腺组织自身消化，导致胰腺水肿、出血或坏死的化学性炎症。其临床表现为急性上腹痛、发热、恶心、呕吐、血尿淀粉酶增高，甚至出现一系列严重并发症。

一、病因

急性胰腺炎的病因不十分清楚，目前普遍认为与过度饮酒和胆道疾病有关。

1.胆道系统疾病

在我国，胆石症、胆道感染或胆道蛔虫病是急性胰腺炎的主要病因。如胆管下端明显梗阻，胆道内压力甚高，高压的胆汁逆流胰管，造成胰腺腺泡破裂，胰酶进入胰腺间质而发生胰腺炎。

2.胰管阻塞

胰管结石、胰管狭窄、肿瘤或蛔虫钻入胰管等均可引起胰管阻塞。当胰管阻塞后，胰管内高压，将胰酶被动性地"渗入"间质。由于胰酶的刺激而引起间质中的淋巴管、静脉、动脉栓塞，继而胰腺发生缺血性坏死。

3.酗酒和暴饮暴食

酗酒和暴饮暴食会引起胰液分泌增加，胰液排出受阻，使胰管内压增加，引起

急性胰腺炎。

4. 其他

手术创伤、内分泌与代谢障碍、感染、药物等均可引起急性胰腺炎。

二、临床表现

急性胰腺炎一般起病急，以轻症多见，预后良好；少数重症者常继发感染、腹膜炎等多种并发症，病死率高。急性胰腺炎的临床症状主要表现为以下几点。

1. 腹痛、腹胀

腹痛是急性胰腺炎最早出现的症状，常在暴饮暴食或酗酒后突然出现剧烈而持续加重的刀割样腹痛，疼痛部位在腹部中上或偏左位置，向腰背呈带状放射，弯腰抱膝可缓解。若为出血性坏死性胰腺炎，发病后短时间内即出现全腹痛、急剧腹胀，同时很快出现轻重不等的休克。患者可伴有恶心、呕吐及腹泻、腹胀等症状，呕吐物为食物及胆汁，吐后症状不缓解。

2. 发热

轻型胰腺炎一般体温在 39 ℃以内，3 ~ 5 天即可下降。重型胰腺炎体温常在 39 ~ 40 ℃，常出现谵妄，高烧持续数周不退，并有毒血症的表现。

3. 其他

重症胰腺炎常有低血压、休克、水和电解质紊乱等表现，可并发不同程度的多器官衰竭，病死率极高。

三、诊断要点

患者有胆道疾病、酗酒、暴饮暴食等病史，伴有上腹疼痛、难以解释的休克、血尿淀粉酶增高，应考虑急性胰腺炎。临床上一般认为具备下列三条中的任意两条即可确诊：①急性、持续中上腹痛；②血淀粉酶或脂肪酶超过正常值的 3 倍；③典型的影像学改变。

四、治疗要点

急性胰腺炎的治疗首先是寻找病因，其次是控制炎症。其治疗原则为减轻腹痛、减少胰腺分泌、防止并发症。

1. 轻症急性胰腺炎治疗

轻症急性胰腺炎患者一般采取以下治疗措施。①禁食及胃肠减压：减少胃酸分泌，从而减少胰液分泌，减轻腹痛和腹胀。②静脉输液：补充血容量，维持水和电解质平衡。③止痛：腹痛剧烈者应用哌替啶止痛。④导泻：口服硫酸镁或芒硝导泻，以减少肠道细菌过度生长繁殖，促进肠蠕动。⑤抗感染：应用抗生素预防和控制感染。⑥抑酸：给予 H_2 受体拮抗药或质子泵抑制药。⑦减少胰液分泌：用生长抑素、奥曲肽等持续静脉滴注 3 ~ 7 天。

2. 重症急性胰腺炎治疗

重症急性胰腺炎患者除采取上述治疗措施外，还应采取以下治疗措施。①监护：转入重症监护室进行病情监测。②积极补液：维持水电解质平衡。③营养支持：禁食，采用肠外营养（TPN），尽早过渡到肠内营养（EN）。④抑制胰酶活性：药物如抑肽酶、加贝酯等。⑤积极处理并发症。

五、照护重点

急性胰腺炎患者的照护重点为止痛、休息与体位、禁食及胃肠减压、发热照护、病情观察、心理照护、饮食指导等。

1. 止痛

评估疼痛程度，轻者可耐受，腹痛剧烈者遵医嘱应用哌替啶。禁用吗啡止痛。

2. 休息与体位

绝对卧床休息，保证充足睡眠。腹痛时取弯腰屈膝侧卧位。重者防止坠床。

3. 禁食及胃肠减压

轻症者禁食及胃肠减压 3 ~ 5 天，当疼痛减轻、血尿淀粉酶降至正常后，可给予少量无脂流质饮食。重症者给予静脉营养支持。

4. 发热照护

监测体温。高热时，可用物理降温或遵医嘱应用药物降温。若疼痛持续存在并伴有高热，应考虑并发胰腺脓肿。

5. 病情观察

注意观察疼痛有无缓解或加剧、出入量是否平衡、精神状态及生命体征变化等，鉴别急危重症及并发症，如有异常情况及时告知医生。

6. 心理照护

急性胰腺炎患者由于对疾病缺乏认识，往往会产生焦虑、恐惧等一系列心理反应。照护者应安慰、关心照护对象，讲解急性胰腺炎相关知识，缓解照护对象恐惧、焦虑的情绪，使其积极配合治疗。

7. 饮食指导

腹痛缓解后，宜进食低脂、易消化、低糖饮食，后逐渐恢复为正常饮食。平时养成规律进食的习惯，避免暴饮暴食，戒酒，防止复发。

案例分析

王先生因暴饮暴食、大量饮入酒精，导致急性胰腺炎发生，目前的主要问题是腹痛。王先生应禁食，胃肠减压，遵医嘱应用药物，可取弯腰、前倾坐位或屈膝侧卧位以减轻疼痛，疼痛剧烈时可遵医嘱使用哌替啶止痛。照护者要对王先生进行心理照护，缓解其紧张、恐惧的情绪。

 拓展训练

张某，男性，43岁，身高175 cm，体重85 kg，昨晚饮酒后，今天早晨出现左侧胸部、上腹部疼痛，呈胀痛，血液检查显示淀粉酶升高明显，医生诊断为急性胰腺炎。作为照护者，应该如何进行照护？

照护要点提示：1.止痛；2.休息与卧位；3.禁食，必要时胃肠减压；4.遵医嘱用药治疗；5.养成健康的生活习惯，不饮酒，不暴饮暴食。

模块四

泌尿系统常见疾病的照护

肾脏是人体重要的生命器官，泌尿系统疾病主要为肾脏疾病。近年来慢性肾脏疾病的患病率呈明显上升趋势，已成为全球继心脑血管疾病、肿瘤、糖尿病之后又一威胁人类健康的重要疾病。此外，尿路感染是人类最常见的感染类型之一，女性发生率比男性高9倍。因此，做好泌尿系统急性感染的预防及慢性肾脏疾病的管理尤为重要。

⊕ 学习目标

◆ 掌握尿路感染、肾小球肾炎、慢性肾衰竭、良性前列腺增生症的临床表现和照护要点，并能够为照护对象提供正确合理的照护。

◆ 熟悉尿路感染、肾小球肾炎、慢性肾衰竭、良性前列腺增生症的相关治疗，能够为照护对象提供相关治疗要点指导。

◆ 了解尿路感染、肾小球肾炎、慢性肾衰竭、良性前列腺增生症的病因，能够为照护对象提供疾病健康宣教。

课题一
尿路感染照护

案例导入

邓某，女性，22岁，3天前无明显诱因发生尿频、尿急、尿痛，伴耻骨弓上不适，来院就诊，无眼观血尿、发热、腰痛等症状，双肾区无叩痛。她自患病以来饮食、睡眠可，大便正常，既往体健，个人史及月经史无异常。尿常规：WBC 30 ~ 40/HP，RBC（红细胞计数）0 ~ 3/HP，清洁中段尿培养提示大肠埃希菌生长。作为照护者，你认为该照护对象存在的主要问题是什么？应该如何进行照护？

尿路感染是指由于各种病原微生物感染所引起的尿路急、慢性炎症。尿路感染多发于女性，尤其是性生活活跃期及绝经后女性。

一、病因

尿路感染主要由细菌感染所致。大肠埃希菌是尿路感染最常见的致病菌，占全部尿路感染的 70% ~ 95%，此外还有革兰阴性菌如肠球菌和葡萄球菌等，血源性感染以金黄色葡萄球菌多见。

病原菌主要由尿道上行引起尿路感染，少数患者可引起菌血症。细菌能否侵入尿道并发生尿路感染，不仅与病原菌的致病力有关，而且取决于机体的防御能力和易感因素。全身性疾病如糖尿病、慢性肾脏疾病等可使机体抵抗力下降，医源性因素如导尿、膀胱镜检查等可损伤尿道黏膜而致感染。

二、临床表现

尿路感染的临床表现包括膀胱炎、肾盂肾炎、无症状性细菌尿等。

1. 膀胱炎

膀胱炎主要表现为尿路刺激症状，即尿频、尿急、尿痛，少数出现腰痛、低热（体温不超过 38.5 ℃）；血白细胞计数不高，尿常规可见白细胞尿，常伴有镜下血尿。膀胱炎常突然发病，多与性活动有关。

2. 肾盂肾炎

急性肾盂肾炎的临床表现与炎症程度有关，表现为：①全身感染症状，如畏寒、高热（体温 ≥ 38.5 ℃）、恶心和呕吐，严重者可出现败血症；②尿路感染症状，如尿频、尿急、尿痛，腰痛、肾区不适。体检时在肋脊角或输尿管点压痛，肾区叩击痛。血白细胞计数及中性粒细胞百分比升高。

慢性肾盂肾炎急性发作时症状类似于急性肾盂肾炎，迁延期反复出现程度不同的低热、间歇性尿频、排尿不适、腰部酸痛及肾小管功能受损的表现，病情持续可进展为慢性肾衰竭。

3. 无症状性细菌尿

无症状性细菌尿又称隐匿型尿路感染，无任何尿路感染症状，尿常规常无明显异常，但尿细菌学检查有真性细菌尿。此病多见于老年人，病程中可出现急性尿路感染的症状。

三、诊断要点

典型的尿路感染可根据膀胱刺激征、尿液改变和尿液细菌学检查确诊。对于有明显的全身感染症状、腰痛、肋脊角压痛和肾区叩击痛、血液中白细胞计数增高的患者，多考虑为肾盂肾炎。膀胱炎和尿道炎以膀胱刺激征为主要表现，少有发热、腰痛等症状。

四、治疗要点

尿路感染的治疗措施主要有以下两方面。

1. 一般治疗

急性期注意休息，多饮水，勤排尿。

2. 抗感染治疗

（1）急性膀胱炎

女性非妊娠期急性单纯性膀胱炎可口服复方磺胺甲恶唑、氧氟沙星或左氧氟沙星等药物，3 ~ 7 天为一个疗程。需进行尿细菌定量培养，阴性后方可停药。

（2）肾盂肾炎

轻型肾盂肾炎患者口服喹诺酮类或头孢菌素类药 14 天；严重者需静脉滴注同类药，退热 3 天后改口服，继续治疗 2 周。

（3）无症状性细菌尿

无症状性细菌尿一般不予治疗，妊娠期妇女选用肾毒性较小的头孢类药治疗。

五、照护重点

尿路感染患者的照护重点为缓解尿路刺激症状、保持皮肤黏膜清洁、发热及疼痛照护、用药指导等。

1. 缓解尿路刺激症状

尿路感染导致膀胱激惹，易出现尿急、尿频和尿痛。急性期卧床休息，取屈曲位，尽量减少站立。放松心情，可听音乐、聊天、看电视等分散注意力，减轻焦虑，缓解尿路刺激的感觉。如果无禁忌证，应多饮水（水的摄入量不少于 2 000 mL/d），勤排尿（尿量在 1 500 mL/d 以上），每 2 ~ 3 小时排尿一次，以冲洗尿道，减少细菌在尿路停留的时间。

2. 保持皮肤黏膜清洁

加强个人卫生，女性增加会阴部清洗次数，注意大便后肛门的清洁，避免肠道细菌侵入尿道，女性月经期尤其要注意保持会阴部皮肤黏膜清洁。

3. 发热及疼痛照护

出现发热则需要增加休息和睡眠时间，监测体温、尿液性状变化，对膀胱区做热敷或按摩，以缓解局部肌肉痉挛，减轻疼痛。如果高热不退且出现腰痛加剧，应考虑可能出现肾周脓肿、肾乳头坏死等并发症，要及时通知医生。

4. 用药指导

遵医嘱应用抗菌药和口服碳酸氢钠，以碱化尿液，缓解尿路刺激症状。注意密切观察药物疗效和不良反应。

案例分析

邓女士为青年患者，既往体健，此次尿路感染急性发病，无发热，尿常规发现白细胞，尿培养为真性细菌尿，可能与工作劳累引起的免疫力下降及饮水量少导致尿液减少、经常憋尿有关。照护者应保证邓女士充分休息，卧床休息时宜保持屈曲位，指导其多饮水、多排尿，注意会阴部清洁，注意监测体温，必要时可在膀胱区热敷或按摩以减轻疼痛，指导其遵医嘱用药。

拓展训练

张某，女性，50岁，1天前无明显诱因出现寒战、发热（体温＞38.5 ℃），伴有持续性腰痛不适，无放射痛，双肾区叩痛，并出现眼观血尿2次，入院就诊。既往史：2型糖尿病史5年，口服降糖药，血糖控制不佳。尿常规可见红细胞和白细胞，尿细菌培养提示大肠埃希菌生长。作为照护者，应该如何进行照护？

照护要点提示：1. 监测体温变化；2. 监测血糖；3. 疼痛评估；4. 卧床休息，多饮水，勤排尿；5. 遵医嘱用药，抗生素应用疗程充足；6. 观察其他不适症状。

课题二
肾小球肾炎照护

案例导入

刘某，男性，15 岁，2 天前感冒后出现血尿，颜面和下肢水肿，伴尿量减少、发热、恶心、呕吐、头晕、血压升高等症状。尿常规可见蛋白、白细胞和红细胞。作为照护者，你认为该照护对象存在的主要问题是什么？应该如何进行照护？

肾小球肾炎是一组以肾小球源性血尿为主要表现的疾病，常伴有蛋白尿、水肿和高血压。肾小球肾炎根据起病急缓可分为急性肾小球肾炎、慢性肾小球肾炎和急进性肾小球肾炎。

一、病因

肾小球肾炎是一组疾病，病因各有不同，部分病因尚未清楚，一般认为可能与遗传、感染、免疫、代谢、肿瘤等因素有关。

1. 急性肾小球肾炎

急性肾小球肾炎简称急性肾炎，常见于上呼吸道感染和皮肤急性感染后，以链球菌感染多见。发病机制是链球菌的胞壁成分或某些分泌蛋白刺激机体产生抗体，形成循环免疫复合物沉积于肾小球或原位免疫复合物种植于肾小球，发生免疫反应，引起双侧肾脏弥漫性炎症。

2. 慢性肾小球肾炎

慢性肾小球肾炎简称慢性肾炎，由各种原发性肾小球疾病迁延不愈发展而成。肾小血管、肾小动脉、肾小管及肾小球硬化和慢性损伤是慢性肾功能衰竭最常见的病因。

3. 急进性肾小球肾炎

急进性肾小球肾炎又称新月体肾小球肾炎，病理特点为肾小球囊腔内广泛新月体形成。半数以上患者有呼吸道病毒感染的前驱病史，也与接触某些有机化学溶剂、碳氢化合物（如汽油等）、某些药物（如丙硫氧嘧啶）、吸烟、吸毒等有关。

二、临床表现

1. 急性肾小球肾炎

急性肾小球肾炎好发于儿童，潜伏期 1～3 周。血尿常为起病的第一个症状，多数患者伴有轻中度蛋白尿、晨起眼睑水肿及下肢水肿等初发症状，此外还会出现高血压、尿量减少、肾功能损伤以及恶心、呕吐、疲乏、厌食、头晕、嗜睡、腰部钝痛等全身症状。重者可发生充血性心力衰竭、肺水肿、高血压脑病等并发症。

2. 慢性肾小球肾炎

慢性肾小球肾炎发病以青中年男性多见，起病隐匿，有较长的无症状尿异常期，轻度蛋白尿和镜下血尿出现较早，晚期持续存在眼睑和（或）下肢轻中度水肿，部分患者以高血压为突出表现，可逐渐出现夜尿增多，最后发展为慢性肾衰竭。

3. 急进性肾小球肾炎

急进性肾小球肾炎起病急，发病前可有上呼吸道感染史，临床表现类似于急性肾小球肾炎，可迅速出现少尿或无尿，伴有中度贫血，也可出现不明原因的发热、关节痛、腹痛，多在数周至半年内发展为尿毒症。

三、诊断要点

1. 急性肾小球肾炎

链球菌感染后 1～3 周出现血尿、蛋白尿、水肿和高血压等肾炎综合征典型表现，病情于发病 8 周内逐渐减轻至完全恢复，即可诊断为急性肾小球肾炎。

2. 慢性肾小球肾炎

凡尿化验异常（蛋白尿、血尿）伴或不伴有水肿及高血压病史持续 3 个月以上，在排除继发性肾小球肾炎和遗传性肾小球肾炎后，可诊断为慢性肾小球肾炎。

3. 急进性肾小球肾炎

急进性肾小球肾炎根据急性起病、病程进展迅速、少尿或无尿、血尿、蛋白尿和进行性肾功能损害等典型临床表现，可做出初步诊断。肾活检显示 50% 以上肾小球有新月体形成，排除继发因素后可确诊。

四、治疗要点

1. 急性肾小球肾炎

急性期卧床休息，限制水钠摄入，适当应用利尿剂和降压药，预防心脑血管并发症。通常发病时感染灶已控制，不需要使用抗生素。若感染灶持续存在，选用无肾毒性抗生素（如头孢、青霉素）。急性肾损伤患者予以短期透析。

2. 慢性肾小球肾炎

低盐饮食（食盐摄入量 < 6 g/d）。控制血压 < 130/80 mmHg、尿蛋白 < 1 g/d，或血压 < 125/75 mmHg、尿蛋白 > 1 g/d。预防感染，尤其是上呼吸道感染，因上呼吸道感染可使慢性肾小球肾炎急性发作。禁用肾毒性药治疗高脂血症、高尿酸血症。

3. 急进性肾小球肾炎

急进性肾小球肾炎主要采用强化免疫治疗，如甲泼尼龙冲击疗法和强化血浆置换疗法。强化免疫治疗无效的终末期肾衰竭患者，应长期维持透析或进行肾移植。

五、照护重点

肾小球肾炎患者的照护重点为营养调控、注意休息、水肿照护、预防并发症、心理照护等。

1. 营养调控

增加碳水化合物的摄入，补充多种维生素及锌元素，必要时遵医嘱补充必需氨基酸，同时控制磷的摄入。根据肾功能调整蛋白质的摄入量。体重指标不适用于水肿患者的营养评估。

2. 注意休息

急性期及严重水肿患者绝对卧床休息，缓解水钠潴留，待水肿和血尿减轻后可下床活动，避免疲劳。保暖，预防感冒。

3. 水肿照护

严格限制钠摄入量，尿量减少者应控制水和钾的摄入，记录 24 小时出入量，监测尿量变化。通过监测尿量变化和体重变化评估水肿变化，遵医嘱应用利尿药，观察药物疗效与不良反应。水肿患者应衣着柔软、宽松，避免压疮发生。

4. 预防并发症

监测血压变化，遵医嘱应用降压药，观察尿量、血清电解质等，预防急性左心衰竭、高血压脑病、急性肾损伤等并发症的发生。

5. 心理照护

焦虑和恐惧与疾病进展快、反复发作、预后差有关，因此应避免感染、劳累、接触二手烟等，建立良好的生活方式，树立控制疾病的信心。

 案例分析

该患儿既往体健，2 天前感冒后出现血尿、颜面水肿、下肢水肿，伴有尿量减少、发热、恶心、呕吐、头晕等症状，入院时症状明显，患儿家属对疾病的认识不到位。照护者应让家属了解患儿目前的病情，指导其正确饮食，注意休息。此外，照护者要监测患儿的血压、尿液变化，观察药物疗效与不良反应，防止病情加重及并发症的发生。

拓展训练

姬某，男性，38 岁，1 年前曾出现尿液泡沫增多，无肉眼血尿，无水肿，未就医。2 天前姬某干完农活后发现尿液泡沫较前明显增多，且感觉头晕，遂来院就诊。查体：血压增高，眼睑轻度水肿，双下肢无水肿。尿常规：尿蛋白（++），尿隐血试验（+）。肾活检诊断为慢性肾小球肾炎。作为照护者，应该如何进行照护？

照护要点提示：1. 饮食指导；2. 疾病相关知识告知；3. 用药指导；4. 体征监测；5. 皮肤护理。

课题三
慢性肾衰竭照护

案例导入

付某，女性，70岁，胸闷气短、周身浮肿2个月，尿量明显减少，未做特殊治疗，5天前症状加重，伴发热。查体：精神差，憋喘貌，下肢重度凹陷性水肿，心率110次/分，血压160/94 mmHg。血液检查显示：红细胞 2.8×10^{12}/L，白细胞 12.3×10^9/L，血红蛋白66 g/L，钾4.6 mmol/L，碳酸氢根18.5 mmol/L，尿素氮26.3 mmol/L，肌酐450 μmol/L。付某既往有高血压和糖尿病史10年，控制差。作为照护者，你认为该照护对象存在的主要问题是什么？应该如何进行照护？

慢性肾衰竭是指各种原因导致的慢性肾脏疾病持续进展，造成肾实质不可逆性损害，引起肾小球滤过率下降和肾功能损害，出现以代谢产物潴留，水、电解质、酸碱代谢失衡，以及全身各系统症状为表现的一组临床综合征。慢性肾衰竭在临床上分为四个阶段，肾功能代偿期、肾功能失代偿期、肾功能衰竭期和尿毒症期。

一、病因

慢性肾衰竭的主要病因有肾小球肾炎、慢性肾盂肾炎、高血压肾小动脉硬化、糖尿病肾病、肾小管间质病变、遗传性肾脏疾病，以及长期服用解热镇痛药、接触重金属等。在我国，病因构成中原发性肾小球肾炎仍占第一位，其次是糖尿病肾病和高血压肾小动脉硬化。

二、临床表现

慢性肾衰竭起病缓慢，前三期常无明显症状，尿毒症时出现全身多个系统的功能紊乱。

1. 水、电解质和酸碱平衡失调

表现为水钠潴留或脱水，水钠潴留为最常见症状，可有代谢性酸中毒。

2. 糖、蛋白、脂肪代谢障碍

主要为糖耐量降低，表现为空腹或餐后血糖水平升高、高甘油三酯血症、高胆固醇血症、低白蛋白血症、必需氨基酸水平下降等。

3. 消化系统表现

消化道症状是慢性肾衰竭最早、最常见的症状，主要表现为食欲不振、恶心、呕吐、腹胀、口腔溃疡、上消化道出血，晚期患者口腔有氨臭味。

4. 呼吸系统表现

表现为气促，酸中毒时呼吸深而长，出现尿毒性肺水肿、尿毒性肺炎、胸腔积液、肺动脉高压等。晚期患者呼出气体中有尿味。

5. 心血管系统表现

表现为高血压及左室肥厚、缺血性心脏病、心力衰竭、心包炎、动脉粥样硬化、心律失常等。

6. 血液系统表现

表现为贫血、白细胞功能下降、出血和血栓形成倾向。贫血是尿毒症患者必有的症状。出血倾向可表现为皮肤、黏膜出血等，与血小板破坏增多、出血时间延长等有关。白细胞异常表现为白细胞减少，易发生感染。

7. 内分泌系统表现

表现为肾本身内分泌功能紊乱，如红细胞生成素不足、肾内肾素－血管紧张素Ⅱ过多等；外周内分泌腺功能紊乱，如甲亢或甲减、胰岛素受体功能障碍及胰岛素水平升高等；性激素紊乱，如女性闭经不孕、男性阳痿不育等。

8. 其他表现

尿毒症患者还可出现肾性骨营养不良，如骨质疏松、骨痛、自发性骨折等；贫血，表现为面色苍白、面色萎黄，皮肤干燥有脱屑，顽固性皮肤瘙痒等；神经、肌肉病变，早期出现疲乏、失眠、注意力不集中，后期性格改变、抑郁，严重时谵妄、惊厥、昏迷、精神异常等；周围神经和肌肉出现肢端袜套样分布的感觉丧失、肢体麻木、肌肉震颤、痉挛、肌萎缩、肌无力等。

三、诊断要点

慢性肾脏病史结合临床表现，肾小球滤过率下降，血清肌酐、血尿素氮升高，影像学检查示双肾缩小，可诊断为慢性肾衰竭。

四、治疗要点

1. 一般治疗

给予优质低蛋白、高维生素、足够热量饮食，必要时主食可采用去植物蛋白的麦淀粉。低蛋白饮食加必需氨基酸或 α-酮酸治疗，应用 α-酮酸治疗时注意复查血钙浓度，高钙血症时慎用。无严重高血压及明显水肿、尿量大于 1 000 mL/d 者，食盐量宜为 2 ~ 4 g/d。

2. 药物治疗

（1）降压治疗

对高血压进行及时、合理的治疗，控制高血压症状，保护靶器官（心、肾、脑等）。

（2）贫血治疗

常用重组人类促红细胞生成素，同时补充铁剂，严重者输注红细胞。

（3）纠正水、电解质和酸碱平衡失调

水钠潴留使用利尿药，高钾血症用 10% 的葡萄糖酸钙治疗，酸中毒口服碳酸氢钠纠正，钙磷失调口服碳酸钙改善等。

（4）其他

合理使用药物控制血糖、血脂，合理使用抗生素预防控制感染，皮肤瘙痒者外用炉甘石洗剂或乳化油剂涂抹。

3. 肾替代治疗

肾替代治疗包括血液透析、腹膜透析和肾移植，其中肾移植是治疗尿毒症最有效的方法。

五、照护重点

慢性肾衰竭患者的照护重点为营养调控，血糖监测，血压监测，纠正水、电解质和酸碱平衡失调，贫血照护，防止皮肤破损，预防感染等。

1. 营养调控

宜高热量、优质低蛋白、低盐、低钾、低磷饮食。

2. 血糖监测

应用降糖药，监测血糖变化。

3. 血压监测

遵医嘱用药，严密监测血压变化，尿毒症患者血压可控制在 140/90 mmHg。

4. 纠正水、电解质和酸碱平衡失调

限制水、钠摄入，根据病情应用药物纠正平衡失调。

5. 贫血照护

及时评估有无疲乏、心悸、呼吸困难、红细胞和血红蛋白浓度下降，寻找原因，遵医嘱用药。有出血倾向者要避免皮肤黏膜受损。

6. 防止皮肤破损

水肿及皮肤瘙痒者要及时评估，应用药物减轻症状，避免皮肤破损及感染。

7. 预防感染

监测体温，观察有无感染症状或白细胞计数增高等；准确留取血液、尿液等标本，严格无菌操作；透析患者可接种疫苗，减少乙肝等疾病感染；合理使用抗生素。

 案例分析

根据病史分析可知，付某对疾病认识不足，用药依从性差，造成疾病加重至尿毒症，照护者要对其加强疾病知识的宣教。付某出现血压升高、水肿、贫血等临床表现，照护者要严格记录24小时出入量，正确指导其饮食及用药，观察药物不良反应，教会其自我监测血压及血糖变化，观察贫血症状，监测水、电解质变化，保持皮肤黏膜清洁，避免破损，预防感染。

拓展训练

曾某，男性，49 岁，于 10 年前无明显诱因出现尿中有白色泡沫，伴有下肢水肿，并逐渐加重，查尿蛋白（++++），3 年前发现血肌酐明显升高，药物治疗，未规律复查。曾某 3 天前出现胸闷、气喘，活动时胸闷明显加重，伴有明显乏力，血肌酐、血尿素氮明显升高。查体：神志清，精神差，强迫坐位，纳差，小便量约为 1 000 mL/d。曾某入院后诊断为尿毒症期，肾性贫血。作为照护者，应该如何进行照护？

照护要点提示：1. 鼓励积极配合治疗；2. 记录 24 小时出入量；3. 贫血照护；4. 用药监测；5. 指导饮食；6. 预防感染。

课题四
良性前列腺增生症照护

案例导入

　　陈某，男性，71岁，于4年前无明显原因及诱因逐渐出现尿频，夜间排尿次数增加，每晚2～3次，无尿急，尿痛伴有排尿迟缓、断续、尿后滴沥，未行特殊治疗。近日来陈某尿频症状加重，夜间排尿次数增加，每晚4～6次。辅助检查示：前列腺增大并钙化，膀胱残余尿量46 mL。作为照护者，你认为该照护对象存在的主要问题是什么？应该如何进行照护？

　　良性前列腺增生症简称前列腺增生，是老年男性排尿障碍中最常见的一种良性疾病。

一、病因

　　高龄和有功能的睾丸是前列腺增生发病的两个重要因素。随着年龄的增长和性激素的调控，男性易出现睾酮、双氢睾酮及雌激素水平改变和失去平衡，继而出现前列腺增生。前列腺增生是一种下尿路梗阻。

　　良性前列腺增生症的病理改变是增大的前列腺体使尿道弯曲、伸长、受压，成为引起排尿困难或梗阻的机械性因素。长期排尿困难使膀胱内高压，若逼尿肌失代偿可出现残余尿，严重时出现充溢性尿失禁，也可发生尿液的膀胱输尿管反流，最终引起肾积水和肾功能损害。

二、临床表现

　　良性前列腺增生症多在50岁以后出现症状，60岁左右更加明显。其临床主要表现为进行性排尿困难。尿频为本病的早期症状，夜尿次数增加，但每次尿量不多；随着腺体增大，机械性梗阻加重，排尿困难加重，患者排尿起始延缓，排尿时间延长，射程短，尿线细而无力，小便分叉，有排尿不尽感，还可出现尿失禁、尿潴留，合并感染、结石等。

三、诊断要点

老年男性出现排尿困难症状，结合临床检查，可明确诊断。

四、治疗要点

1. 非手术治疗

若无明显症状或症状较轻者，一般无须治疗。有轻度临床症状、残余尿量小于50 mL 者，通常采用药物治疗，常用药物有坦索罗辛、非那雄胺等。尿道梗阻较重而不能耐受手术者，采用激光、经尿道气囊高压扩张术等治疗。

2. 手术治疗

前列腺增生梗阻严重、残余尿量大于 60 mL、症状明显、药物治疗效果不好及曾经出现过尿潴留者，应考虑手术治疗。经尿道前列腺电切除术是目前国内外治疗良性前列腺增生症的主要手术方式。

五、照护重点

良性前列腺增生症患者的照护重点为缓解排尿困难、控制疼痛、药物应用、行手术者照护等。

1. 缓解排尿困难

尿频、尿潴留给良性前列腺增生症患者带来身心痛苦，排尿次数增多应注意预防跌倒。避免受凉、过度劳累、饮酒等诱发急性尿潴留因素。适当限制饮水，缓解尿频，但每日水的摄入量不少于 1 500 mL。勤排尿，不憋尿，避免尿路感染。发生尿潴留时，及时留置导尿或膀胱造瘘等。

2. 控制疼痛

安慰照护对象，缓解焦虑；毛巾热湿敷会阴部；遵医嘱应用解痉镇痛药；保持尿管通畅，膀胱冲洗时冲洗液温度适宜等。

3. 药物应用

注意药物副作用，如头晕、直立性低血压等。坦索罗辛睡前服用，用药后要卧床休息，以防跌倒，定时监测血压。非那雄胺等药物起效缓慢，需长期服用。

4. 行手术者照护

术前慢性尿潴留者，先留置尿管引流尿液，以改善肾功能；尿路感染者，用抗生素控制炎症。积极配合，做好术前各项检查及准备工作。

术后 2 ~ 6 小时无恶心、呕吐，可进流食；出现膀胱痉挛，安慰照护对象，并采取镇痛措施；膀胱冲洗时注意冲洗速度及温度适宜，引流管妥善固定、保持通畅，防止脱管；准确记录尿量、冲洗量和排出量，正确选择拔管时间。

案例分析

陈先生由于对疾病认识欠缺，未及时就诊导致病情加重，照护者应对其及家属进行疾病相关知识讲解，使其积极配合治疗。照护者要指导其适当减少饮水量，注意安全，防止夜尿增多引起跌倒。陈先生已合并尿路感染，照护者应督促其遵医嘱合理应用抗生素。

拓展训练

彭某，男性，77 岁，半个月前无明显诱因出现排尿费力、尿线变细、射程变短，尿后滴沥、烧灼感、尿痛，无发热、寒战，无肉眼血尿、腰腹部疼痛，近 2 天症状加重，排尿困难，不能自主排尿。查体：膀胱隆起，压之有尿意。血细胞分析：白细胞增高。彭某入院后医生给予持续导尿及抗感染治疗，并完善相关检查，积极准备手术。作为照护者，应该如何进行照护？

照护要点提示：1. 导尿管护理；2. 控制疼痛；3. 观察排尿情况；4. 遵医嘱用药；5. 心理照护。

模块五

内分泌及代谢系统
常见疾病的照护

内分泌系统疾病是指由各种原因引起内分泌系统功能亢进、功能减退或功能异常的相关疾病，代谢系统疾病是指机体新陈代谢过程中的某一环节出现异常导致的相关疾病。内分泌及代谢系统疾病种类复杂，多为常见病和多发病，包括糖尿病、甲状腺功能亢进症、甲状腺功能减退症、高尿酸血症、痛风及肥胖症等。

✚ 学习目标

◆ 掌握糖尿病、甲状腺功能亢进症、甲状腺功能减退症、高尿酸血症和痛风、肥胖症的临床表现及照护要点，能够为照护对象提供科学合理的照护。

◆ 熟悉糖尿病、甲状腺功能亢进症、甲状腺功能减退症、高尿酸血症和痛风、肥胖症的治疗要点，能够指导照护对象正确用药和自我监测。

◆ 了解糖尿病、甲状腺功能亢进症、甲状腺功能减退症、高尿酸血症和痛风、肥胖症的发病机制及相关因素，照护过程中运用相关知识帮助照护对象树立战胜疾病的信心。

课题一
糖尿病照护

案例导入

王某，女性，45岁，2个月前无明显诱因出现口渴、多饮、多尿，双眼视物模糊，外阴瘙痒，2个月内体重下降约3 kg，2天前查空腹血糖12.5 mmol/L，餐后血糖19.3 mmol/L。查体：体形肥胖，睡眠欠佳，双下肢无水肿，随机血糖16.8 mmol/L，糖化血红蛋白14.5%。王某父母去世，死因不详，姐姐有糖尿病。作为照护者，你认为该照护对象存在的主要问题是什么？应该如何进行照护？

糖尿病是由多种病因引起的一组以慢性高血糖为特征的代谢性疾病。高血糖则是由胰岛素分泌不足和（或）作用缺陷导致的碳水化合物、脂肪、蛋白质、水和电解质等代谢紊乱。长期存在的高血糖导致各种组织，特别是眼、肾、心脏、血管、神经发生慢性损害和功能障碍。临床上按照病因的不同，将糖尿病分为1型糖尿病、2型糖尿病和妊娠糖尿病。

一、病因

糖尿病的病因和发病机制非常复杂，不同类型的糖尿病病因不同，即使同一类型的糖尿病病因差异也很大。目前认为，糖尿病是遗传因素和环境因素共同作用的结果。

1.1型糖尿病

1型糖尿病的病因是遗传因素和环境因素共同参与，发病机制是外界环境因素作用于遗传易感个体。1型糖尿病患者存在免疫系统异常，被某些病毒如柯萨奇病毒、风疹病毒、腮腺病毒等感染后导致自身免疫反应，破坏胰岛 B 细胞，引起胰岛 B 细胞破坏和衰竭，从而导致胰岛素分泌不足逐渐加重。1 型糖尿病属于胰岛素依赖型。

2.2 型糖尿病

2 型糖尿病的病因也是遗传因素和环境因素共同参与。进食过多、体力活动减少导致的肥胖是 2 型糖尿病最主要的环境因素。胰岛素抵抗是 2 型糖尿病的特性，2 型糖尿病主要由胰岛 B 细胞功能进行性下降导致。2 型糖尿病属于非胰岛素依赖型。

3. 妊娠糖尿病

妊娠糖尿病是指妊娠期间首次发生或发现的糖尿病或糖耐量降低。

二、临床表现

1 型糖尿病多发病于 30 岁之前，症状较重。2 型糖尿病多见于 40 岁以上成人，起病隐匿，症状较轻。

1. 代谢紊乱

（1）多饮、多食、多尿、体重减轻

血糖升高引起渗透性利尿，导致尿量增多；多尿导致水分丢失过多而口渴多饮；由于不能利用葡萄糖释放能量，导致脂肪和蛋白质消耗增多，引起疲乏、消瘦、体重减轻；为了补充能量，维持机体正常活动，患者则易饥多食。这就是临床描述的"三多一少"。

（2）皮肤瘙痒

血糖升高导致末梢神经病变，引起皮肤干燥及感觉异常，患者常出现皮肤瘙痒，女性患者可出现外阴瘙痒。

（3）其他症状

四肢酸痛、麻木、腰痛、性欲减退、阳痿不育、月经不调、便秘、视力模糊等。

2. 并发症

（1）糖尿病酮症酸中毒

糖尿病酮症酸中毒表现为高血糖、高血酮、代谢性酸中毒，出现乏力、"三多一少"症状加重、食欲减退、恶心、呕吐、嗜睡、烦躁、呼吸深快有烂苹果味。晚期意识障碍则称为糖尿病酮症酸中毒昏迷，为内科急症之一。

（2）糖尿病乳酸酸中毒

糖尿病乳酸酸中毒表现为疲乏无力、厌食、恶心、呕吐、深大呼吸、嗜睡等，血、尿酮体不升高，血乳酸水平升高，酸中毒表现明显。

（3）高渗高血糖综合征

高渗高血糖综合征以严重高血糖、高血浆渗透压、脱水为特点，无明显酮症酸中毒，有不同程度的意识障碍和昏迷，起病隐匿，多见于老年2型糖尿病。

（4）糖尿病大血管病变

糖尿病大血管病变是糖尿病最严重和突出的并发症，主要表现为动脉粥样硬化，主要累及主动脉、冠状动脉、脑动脉、下肢动脉等，引起冠心病、缺血性脑血管病、高血压、下肢动脉狭窄或闭塞等。

（5）糖尿病微血管病变

糖尿病微血管病变临床上常以糖尿病肾病、糖尿病视网膜病变居多。糖尿病肾病常见于糖尿病病史超过10年者，是1型糖尿病的主要死因，有蛋白尿、水肿、高血压等表现，甚至出现尿毒症症状。糖尿病视网膜病变是糖尿病高度特异性的并发症，主要为眼底病变，出现玻璃体积血、纤维血管增殖、玻璃体机化，甚至出现视网膜脱离和失明等。

（6）糖尿病神经病变

糖尿病神经病变的典型表现为手套或袜套式对称性远端神经病变，出现感觉异常，随后肢体疼痛，寒冷季节及夜间加重；也可累及心血管、消化系统、呼吸系统等，出现直立性低血压、急性心肌梗死、腹泻或便秘、尿失禁、阳痿、月经失调、体温调节和出汗异常、对低血糖不能正常感知等。

（7）低血糖症

非糖尿病患者低血糖的诊断标准为血糖 ≤ 2.8 mmol/L，糖尿病患者只要血糖≤3.9 mmol/L 就属于低血糖。低血糖症多发生于胰岛素用量过大、未按时进食或进食量不够、运动量过大、空腹饮酒等情况。低血糖症呈发作性，表现为心悸、出汗、心率加快、面色苍白、四肢冰冷，注意力不集中、头晕、嗜睡，甚至抽搐、昏迷等，昏迷6小时以上会导致永久性脑损伤。老年患者更应注意夜间低血糖症的发生。低血糖危害大于高血糖危害，需严防低血糖症发生。

（8）糖尿病足

糖尿病足由神经血管病变和感染引起，主要表现为足部畸形、皮肤干燥和酸麻，重者出现足部溃疡和坏疽。

三、诊断要点

典型病例根据"三多一少"症状、各种并发症表现，结合实验室检查结果可确诊。诊断时须确定是否符合糖尿病诊断标准，然后进行糖尿病分类，并检查有无并发症、合并症及伴发疾病。

我国采用的糖尿病诊断标准（WHO 1999）为：糖尿病典型症状加随机血糖≥11.1 mmol/L，或加空腹血糖≥7.0 mmol/L，或加75 mg 葡萄糖耐量试验（OGTT）后2小时血糖≥11.1 mmol/L；妊娠糖尿病空腹血糖≥5.1 mmol/L，OGTT 试验后1小时血糖≥10.0 mmol/L 和（或）OGTT 试验后2小时血糖≥8.5 mmol/L。

四、治疗要点

糖尿病的治疗强调早期、长期、综合、全面达标和措施个体化原则。其治疗要点主要是通过饮食治疗、运动锻炼、药物治疗、血糖监测、疾病教育等五项措施（又称糖尿病"五驾马车"），纠正患者不良生活方式和代谢紊乱，防止并发症的发生和发展，达到提高患者生活质量和降低死亡率的治疗目标。

1. 饮食治疗

良好的饮食习惯、合理的饮食结构是糖尿病治疗的基础，一部分轻型糖尿病患者单用饮食治疗就可控制病情。饮食应降糖降脂，减缓胰岛 B 细胞功能障碍进展。

2. 运动锻炼

运动可减轻体重，提高胰岛素敏感性，改善血糖和脂肪代谢。根据身体状况和自身条件，选择适合自己的运动方式和运动频率，以逐渐达到标准体重。

3. 药物治疗

在医生指导下规范使用口服降糖药或者注射胰岛素进行治疗。

（1）口服降糖药

1）磺脲类药：适用于2型糖尿病患者经饮食控制、运动、降低体重等治疗后疗效不佳者。肥胖者使用时要特别注意饮食控制，使体重逐渐下降，可与双胍类药或 α- 葡萄糖苷酶抑制剂联合应用。常用药物有格列苯脲（优降糖）、格列齐特（达美康）等。

2）双胍类药：适用于①肥胖型2型糖尿病单用饮食治疗效果不满意者；

②2型糖尿病单用磺脲类药治疗效果不理想者；③1型糖尿病用胰岛素治疗病情不稳定者；④2型糖尿病改用胰岛素治疗时，加用双胍类药（如二甲双胍），可减少胰岛素用量。

3）α-葡萄糖苷酶抑制剂：1型和2型糖尿病均可使用，可与磺脲类、双胍类药或胰岛素联合应用，适用于以碳水化合物为主要食物和餐后血糖明显升高的患者。常用药物有伏格列波糖和阿卡波糖。

4）胰岛素增敏剂：有增强胰岛素作用，能够改善糖代谢。可单用，也可与磺脲类、双胍类药或胰岛素联合应用，适用于肥胖、胰岛素抵抗明显的患者。常用药物有罗格列酮和吡格列酮。

5）格列奈类胰岛素促分泌剂：主要用于控制餐后高血糖，适用于2型糖尿病早期餐后高血糖或以餐后高血糖为主的老年患者。常用药物有瑞格列奈和那格列奈。

（2）胰岛素治疗

根据作用时间不同，可将胰岛素分为短效胰岛素、中效胰岛素和长效胰岛素，目前市场已将三种胰岛素制成混合制剂，如诺和灵30R、优泌林70/30。胰岛素治疗适用于1型糖尿病患者、2型糖尿病经口服降糖药治疗失效者、各种严重糖尿病伴有急性或慢性并发症或处于应急状态（如急性感染、创伤、手术、妊娠或分娩）者。

4. 血糖监测

定期测量血糖，防止血糖过高引发并发症或血糖过低发生晕厥。

5. 疾病教育

疾病教育是糖尿病照护的基础管理。疾病教育可以使每一位患者都掌握糖尿病相关知识，充分认识疾病，养成良好的心态和积极的态度，掌握自我管理技能，从而配合治疗。除了随时监测血糖外，还要关注血脂、血压及体重是否超出健康标准。

6. 并发症治疗

并发症应在全身治疗的基础上进行对症治疗。

五、照护重点

糖尿病患者的照护重点为饮食指导、运动指导、血糖监测、用药观察、预防并发症、健康教育等。

1. 饮食指导

根据年龄、性别、理想体重确定每日摄入总热量，食物组成原则是高碳水化合物、低脂肪、适量蛋白质和高纤维的食物。碳水化合物占总热量的 50% ~ 60%，脂肪不超过 30%，蛋白质占 10% ~ 15%。定时定量，少食多餐，每日三餐主食分配比例为 1：2：2 或 1：1：1，限制甜食，忌吃油炸食物。肥胖或消瘦患者定期监测体重，调整饮食方案。

2. 运动指导

糖尿病患者的运动以有氧运动为主，如快走、打乒乓球等，最佳运动时间为餐后 1 小时，运动前应加强血糖监测，注意不宜在空腹状态下进行运动。

3. 血糖监测

密切监测血糖变化。1 型糖尿病患者进行强化治疗时每天至少监测 4 次血糖（餐前），血糖不稳定时要每天监测 8 次（三餐前、后，晚睡前和凌晨 3：00）。2 型糖尿病患者自我监测血糖的频率可适当降低。

4. 用药观察

了解各类降糖、降压、降脂药的疗效、剂量、用法、不良反应和注意事项，正确用药，观察药物不良反应并及时处理。

5. 预防并发症

密切观察病情变化，及时发现低血糖症状。出现恶心、呕吐、腹泻、乏力、意识改变时，应及时送医。监测血糖、酮体、电解质变化，防止酮症酸中毒、高渗高血糖综合征。做好皮肤清洁，避免外伤，防止感染及糖尿病足。

6. 健康教育

健康教育的目的是使照护对象充分认识糖尿病并掌握自我管理技能。

（1）指导照护对象认识饮食治疗在控制病情、防止并发症中的重要作用，掌握饮食治疗的具体要求和措施，并长期坚持。

（2）告知照护对象运动治疗在治疗中的意义、原则和方法。

（3）指导照护对象学会正确应用口服降糖药及注射胰岛素，了解药物的疗效、不良反应及使用注意事项。

（4）指导照护对象学会自我监测病情变化，掌握监测血糖、血压、体重指数的方法。

（5）指导照护对象正确排解疾病所致的生活压力，树立战胜疾病的信心。

案例分析

　　王女士在症状出现 2 个月后就诊，对自身健康管理欠缺，体形肥胖，血糖高。照护者应为其制订饮食计划，并建议其坚持适度运动，控制体重、血糖。王女士初发症状而且血糖较高，考虑注射胰岛素，血糖平稳以后改口服降糖药。照护者要加强药物指导，教会其正确用药。王女士出现会阴瘙痒，照护者应指导其注意卫生并避免皮肤磨损、感染，加强健康教育，教会其自我监测症状和体征，防止低血糖发生，如有不适及时就诊。

 拓展训练

　　杨某，女性，25 岁，口渴、多饮、多尿 5 月余，10 天前症状加重，伴体重下降，有轻度恶心、乏力、精神差。查体：血糖 15.6 mmol/L，糖化血红蛋白 10.8%。杨某的哥哥 29 岁，患糖尿病 2 年，长期使用胰岛素治疗。作为照护者，应该如何进行照护？

　　照护要点提示：1. 立即就医，明确诊断；2. 配合医生治疗，指导用药；3. 观察不适症状；4. 合理饮食；5. 监测血糖变化。

课题二
甲状腺功能亢进症照护

案例导入

张某，男性，55 岁，4 个月前无明显诱因出现心悸、消瘦，近 1 个月出现双眼突出、畏光、流泪，左眼视物模糊、眼结膜外突、不能完全闭合、眼球及眼眶持续性疼痛。入院查体：体温 36.5 ℃，脉搏 65 次 / 分，呼吸 20 次 / 分，血压 145/65 mmHg，神志清，睡眠差，高血压病史 10 年，药物可控制。医生诊断为甲状腺功能亢进症。作为照护者，你认为该照护对象存在的主要问题是什么？应该如何进行照护？

甲状腺功能亢进症简称甲亢，是甲状腺本身产生过多甲状腺激素（TH）所致的甲状腺毒症，以神经、循环、消化等系统兴奋性增高和代谢亢进为主要表现。

一、病因

甲亢的常见病因有 Graves 病（弥漫性毒性甲状腺肿）（GD）、多结节性毒性甲状腺肿、桥本甲亢、碘甲亢等。GD 是甲亢最常见的类型，属于自身免疫性甲状腺病，还有一些特殊类型的 GD，包括淡漠型甲亢、妊娠期甲亢、亚临床型甲亢等。

GD 的主要病因包括：

1. 遗传因素

甲亢有显著的遗传倾向，同卵双生相继发生 GD 者达 30% ~ 60%（异卵双生相继发生 GD 者为 3% ~ 9%），患者亲属中血清促甲状腺激素受体抗体（TRAb）的检出率高于一般人群。

2. 自身免疫

以遗传易感为背景，感染、精神创伤等原因诱发体内免疫功能紊乱。患者血清中的促甲状腺激素（TSH）受体抗体呈阳性。

3. 环境因素

环境因素包括细菌感染、应激、精神因素等。Graves 眼（眶）病还与吸烟、药物、^{131}I、局部创伤等有关。

二、临床表现

1. 甲状腺毒症表现

（1）高代谢症候群

常有乏力、多汗、怕热、低热（危象时可有高热）、糖耐量异常或糖尿病加重、体重下降、尿钙磷排出增多等表现。

（2）精神神经系统

易出现多言好动、易激动、紧张失眠、焦虑烦躁、注意力不集中等，有时出现幻觉甚至亚躁狂症。伸舌或双手向前平举时有细颤，腱反射活跃，深反射恢复期时间缩短。

（3）心血管系统

心悸、持续心动过速，导致甲亢性心脏病，出现心律失常如房颤、房扑和高排血量型心衰、心脏泵衰竭、急性心肌梗死等。脉压差增大是甲亢的特征性表现。

（4）消化系统

食欲亢进、腹泻或排便次数增多。肝大，肝功能异常。

（5）甲状腺毒症性周期性瘫痪

甲状腺毒症性周期性瘫痪多见于亚洲青年男性，由运动、高糖饮食、饱食、注射胰岛素等原因引起，好发于四肢，常伴有低钾血症、进行性肌无力伴肌萎缩。

（6）生殖系统

女性月经减少，甚至闭经；男性阳痿，偶见乳房发育。

（7）造血系统

白细胞总数降低，淋巴细胞比例增加，单核细胞增加，可伴发血小板减少性紫癜。

（8）皮肤、毛发及肢端表现

皮肤光滑细腻、温暖湿润，颜面潮红；部分色素减退，出现白癜风、毛发脱落或斑秃；少数出现指端粗厚症，如杵状指、软组织肿胀、指（趾）甲和甲床分离。

胫前黏液性水肿为 GD 特异性皮损，白种人多见，多见于小腿胫前下 1/3 处，偶见于足背、膝部、面部、上肢甚至头部，皮损多为对称性，初起时呈暗紫红色，最后呈树皮状，下肢粗大似大象腿。

（9）甲状腺危象

甲状腺危象也称甲亢危象，是甲状腺毒症急性加重的一个综合征。其临床表现为原有甲亢症状加重，高热，体温可达 40 ℃或更高，大汗，心悸，心率常在 140 次／分以上，恶心、呕吐，腹痛、腹泻，烦躁甚至谵妄，严重者可发生心力衰竭、休克及昏迷等。甲状腺危象患者的死亡原因多为高热虚脱、心力衰竭、肺水肿及严重水、电解质代谢紊乱。

2. 甲状腺肿大

甲状腺肿大的程度与甲亢的严重程度不成正比，对称弥漫，随吞咽动作上下移动，无压痛。血流增多，可触及震颤、闻及血管杂音，是 GD 的特异性体征。

3. 眼部症状

（1）单纯性突眼

轻度突眼，瞬目减少或凝视征，上眼睑挛缩，眼裂增宽，上眼睑移动滞缓，向上看时前额皮肤不能皱起，两眼内聚减退或不能。

（2）浸润性突眼

表现为眼内异物感、畏光、流泪、复视、视力减退、眼部疼痛等。检查可见眼球突出不对称，眼睑肿胀，结膜充血水肿，眼球活动受限，严重者眼球固定、角膜溃疡、全眼炎，甚至失明。

三、诊断要点

根据高代谢综合征、甲状腺肿大的表现，结合甲状腺功能测定，即可做出诊断。甲亢及弥漫性甲状腺肿大是诊断 GD 的必备条件。

四、治疗要点

甲亢的治疗方法有抗甲状腺药治疗、放射碘治疗和手术治疗。

1. 抗甲状腺药（ATD）

常用的抗甲状腺药有硫脲类药如甲硫氧嘧啶（MTU）和丙硫氧嘧啶（PTU），

咪唑类药如甲巯咪唑（MMI）和卡比马唑（CMZ），ATD 治疗是甲亢的基础治疗，治疗方案分为初治期、减量期和维持期。疗程中除非有较严重反应，一般不宜中断，疗程不能少于 1 年。单纯 ATD 治愈率仅为 40% 左右，70% 患者停药后 3 个月内复发，3 年后复发率明显减少。

ATD 治疗常见的副作用有粒细胞减少、药疹等。用药期间定期检查血象，尤其是粒细胞缺乏。一旦出现发热和（或）咽痛，需要立即检查，以明确是否出现粒细胞缺乏，一旦出现立即停药就诊。

2. 其他药物

复方碘口服溶液（仅用于手术前准备及甲状腺危象患者）、β 受体阻滞剂。

3. ^{131}I 治疗

^{131}I 治疗的原理是甲状腺摄取 ^{131}I 后释放 β 射线，破坏甲状腺滤泡上皮而减少甲状腺激素的分泌。此法简单、经济，治疗有效率达 95%，复发率小于 1%，是治疗成人甲亢的首选疗法。孕妇和哺乳期妇女禁止使用放射碘治疗。

4. 手术治疗

手术治疗适用于甲状腺显著肿大，或高度怀疑甲状腺恶性肿瘤，或甲状腺肿大压迫气管引起呼吸困难者。手术前需用药物将甲状腺功能控制在正常范围内。甲状腺次全切除术的治愈率可达 70% 以上，复发率为 8% 左右。手术可引起多种并发症，主要为甲状旁腺功能减退和喉返神经损伤。

5. 甲状腺危象的防治

避免和去除诱因，积极治疗甲亢，尤其是防止感染是预防甲状腺危象的关键。一旦发生甲状腺危象，无须等待化验结果，应尽早积极抢救，降温、给氧。首选 PTU，口服，每 4 小时 1 次，服用 1 小时后加用复方碘口服液，每 6 小时 1 次，3 ~ 7 天停药。盐酸普萘洛尔每 4 小时 1 次，氢化可的松首次 300 mg，以后每次 100 mg，每 8 小时 1 次。若治疗效果不满意，可采取血液透析、腹膜透析、血浆置换等措施。

五、照护重点

甲亢患者的照护重点为饮食照护、保证休息、眼部照护、用药指导、病情监测、避免诱因、心理照护等。

1. 饮食照护

监测体重，给予高热量、高蛋白、高维生素及丰富矿物质的饮食。多饮水，每日饮水量达 2 000 ～ 3 000 mL。限制碘的摄入，禁止摄入刺激性食物如浓茶、咖啡。

2. 保证休息，协助生活

保持环境清洁、安静，适当增加休息时间，维持充足睡眠。心衰或严重感染者应卧床休息，出汗较多者及时更换衣物及床单。上衣宽松，避免压迫甲状腺。

3. 眼部照护

预防眼睛受到刺激和伤害，外出戴深色眼镜，眼药水湿润眼睛，避免干燥；睡前用抗生素眼膏，必要时用纱布覆盖，不能用手揉眼睛；睡眠或休息时抬高头部，以减轻眼睛胀痛和球后水肿。如果有畏光、流泪、疼痛等角膜炎、角膜溃疡先兆，应立即就诊。

4. 用药指导

正确用药，不可自行减量或停药，密切观察药物的不良反应；定期复查血象，出现粒细胞减少伴发热等症状，遵医嘱应用促白细胞生成药；药疹严重时应停药。脉搏减速、体重增加是治疗有效的标志。

5. 病情监测

观察精神状态、手指震颤情况，注意有无烦躁、心悸等甲亢加重表现。及时识别甲状腺危象。若甲亢症状加重，并出现发热、严重乏力、多汗、心悸、心率大于 140 次 / 分等，应警惕甲状腺危象。一旦出现甲状腺危象，照护者应立即通知医生并协助处理，处理措施包括：绝对卧床休息、吸氧、遵医嘱用药、密切监测生命体征变化、记录 24 小时出入量、观察神志变化、降温等。昏迷者应加强皮肤护理，防止压疮。

6. 避免诱因

避免感染、创伤、严重精神刺激等诱因。

7. 心理照护

向照护对象及家属解释病情，提高其对疾病的认知水平，让其了解情绪、性格的改变是暂时的，可因治疗而得到改善。鼓励照护对象表达内心感受，与照护对象共同探讨控制情绪、减轻压力的方法。

案例分析

　　张先生出现较严重的甲亢临床症状，故应积极配合治疗，照护者应指导其正确用药，观察药物不良反应，监测心悸、精神等病情变化；保护眼部，外出戴深色眼镜、用眼药水等；正确饮食，注意休息，监测体重。此外，照护者还需要提供心理照护，告知其避免劳累、紧张，保持心情愉快。

拓展训练

　　王某，男，40岁，8年前无明显诱因出现心慌、怕热、多汗、多食、体重下降，医院诊断为甲亢，曾服用他巴唑治疗，自觉症状好转后停药。王某1天前受凉，后出现发热、咽痛，体温最高40.9 ℃，扁桃体大，在医院进行对症抗感染、退热治疗，今日下午出现烦躁、意识不清，心率150次/分。作为照护者，应该如何进行照护？

　　照护要点提示：1.甲状腺危象的处理；2.体征监测；3.发热照护；4.遵医嘱用药；5.饮食与营养；6.皮肤护理。

课题三
甲状腺功能减退症照护

案例导入

张某，女性，37岁，3年前无明显诱因出现进行性体重增加，伴月经不规律、经量稀少、溢乳。近半年，张某出现周身水肿、嗜睡、怕冷、便秘，1个月前被诊断为泌乳素瘤，给予溴隐亭口服，用药后溢乳减少、月经恢复，其余症状无好转。查体：皮肤干燥粗糙，舌肥大，双乳挤压有少量乳白色液体溢出，双下肢轻度非凹陷性水肿。甲状腺彩超示甲状腺体积缩小、回声降低。作为照护者，你认为该照护对象存在的主要问题是什么？应该如何进行照护？

甲状腺功能减退症简称甲减，是由各种原因导致的甲状腺激素合成和分泌减少或组织利用不足而引起的全身性低代谢综合征。其病理特征是黏多糖在组织和皮肤堆积，表现为黏液性水肿。严重甲减可导致黏液性水肿昏迷。

一、病因

在引起甲减的病因中，原发性甲减约占99%，发病机制各不相同。

1. 自身免疫损伤

自身免疫损伤是甲减最常见的病因，主要是自身免疫性甲状腺炎引起甲状腺激素合成和分泌减少，如桥本甲状腺炎、萎缩性甲状腺炎、产后甲状腺炎等。

2. 甲状腺破坏

甲状腺次全切除术、^{131}I治疗等造成甲状腺功能减退。

3. 其他

碘过量、下丘脑和垂体病变继发、抗甲状腺药的使用等也可能引起甲减。

二、临床表现

甲减大多数起病隐匿、进展缓慢，在临床上不易被发现，以代谢率降低和交感神经兴奋性下降为主要表现。

1. 低代谢症候群

主要表现为易疲劳、怕冷、体重增加、行动迟缓、体温低于正常值。

2. 精神神经系统

轻者有记忆力、注意力、理解力、计算力减退，嗜睡，反应迟钝等症状；重者表现为痴呆、智力低下、抑郁幻想、木僵、昏睡或惊厥。

3. 皮肤改变

皮肤黏液性水肿为非凹陷性，常见于眼周、手和脚的背部以及锁骨上窝，颜面水肿，表情呆板、淡漠，呈"假面具"样，鼻、唇增厚，舌厚大、发音不清，言语缓慢、音调低哑，毛发干燥稀疏、眉毛外 1/3 脱落，皮肤干燥发凉、粗糙脱屑，手脚皮肤呈姜黄色。

4. 心血管系统

心率减慢，心肌收缩力减弱，组织血供减少，心排血量下降。严重者心肌间质水肿、心肌纤维肿胀、心脏扩大，心音低弱，心包积液，称为甲减性心脏病。10% 的甲减患者伴有血压增高，久病易并发冠心病。

5. 呼吸系统

可有胸腔积液，极易引起呼吸困难，睡眠呼吸暂停比较常见，而且在甲状腺功能恢复正常后可逆转。

6. 消化系统

食欲减退，腹胀、便秘，偶尔会导致黏液水肿性巨结肠或麻痹性肠梗阻。

7. 血液系统

主要表现为贫血，包括正色素性贫血、大细胞性贫血、小细胞性贫血，12% 的甲减患者伴有恶性贫血。

8. 内分泌系统

长期甲减可引起腺垂体增大、高催乳素血症和溢乳。儿童甲减可导致生长发育迟缓。

9. 生殖系统

婴儿期如果不及时治疗甲减，会导致性腺发育不全。幼年期甲减会造成无排卵周期、青春期延迟。成年女性甲减会造成性欲减退、月经紊乱和经血增多。成年男性甲减会造成精子减少、性欲减退和阳痿。

10. 肌肉与骨关节系统

主要表现为肌肉无力，可有肌萎缩、关节病变和关节腔积液。

11. 黏液性水肿昏迷

临床表现为嗜睡、低体温（< 35 ℃）、呼吸减慢、心动过缓、血压下降、四肢肌肉松弛、反射减弱或消失，甚至昏迷、休克，可因心、肾衰竭而危及生命。黏液性水肿昏迷多见于老年人或长期未获治疗者，多在寒冷时发病。

三、诊断要点

甲减根据临床表现、实验室检查进行诊断。例如，血清 TSH 升高，游离甲状腺素（FT4）/总甲状腺素（TT4）降低，提示原发性甲减。

四、治疗要点

1. 甲状腺素替代治疗

甲减一般不能治愈，要用甲状腺激素终身替代，首选左甲状腺素单药口服，剂量要根据甲减程度、年龄、体重、个体性确定。

2. 对症治疗

有贫血者可补充铁剂、维生素 B_{12} 和叶酸，胃酸不足者应补充稀盐酸，缺碘者应补充碘剂，但必须与左甲状腺素（L-T4）合用才能取得疗效。

3. 黏液性水肿昏迷的治疗

（1）首选碘塞罗宁（L-T3）静脉注射，苏醒后改口服。

（2）保温，吸氧，保持呼吸道通畅，必要时行气管切开、机械通气。

（3）氢化可的松静脉滴注，200 ~ 300 mg/d，待清醒及血压稳定后减量。

（4）根据需要补液，但入水量不宜过多，并监测心肺功能，水和电解质、酸碱平衡及尿量等。

（5）控制感染，治疗原发病。

4. 亚临床型甲减的治疗

亚临床型甲减一般不需要治疗。为防止亚临床型甲减发展为临床型甲减，目前认为当出现高胆固醇血症、血清促甲状腺激素（TSH）升高，必要时应用左甲状腺素治疗。

五、照护重点

甲减患者的照护重点为饮食与排便指导、用药指导、病情观察及处理、健康教育等。

1. 饮食与排便指导

宜高蛋白、高维生素、低钠、低脂肪饮食，少量多餐，进食粗纤维食物。按摩腹部，促进肠蠕动，定时排便，建立正确的排便习惯，防止便秘。桥本甲状腺炎应避免摄入过多的含碘食物及药物，以免诱发严重的黏液性水肿。

2. 用药指导

左甲状腺素饭前30～60分钟服用，遵医嘱给予轻泻药，观察大便及有无腹胀、腹痛等。

3. 病情观察及处理

观察神志、生命体征变化及全身黏液性水肿情况，有无寒战、皮肤黏膜苍白等低温过低表现及心动过缓等现象。每天监测体重，避免诱发病情加重的因素。当体温低于35℃，出现寒战、皮肤苍白、心动过缓、呼吸浅慢或深长、口唇紫绀、血压下降、嗜睡等黏液性水肿昏迷症状时，及时通知医生，建立静脉通路，遵医嘱协助用药，给予吸氧并监测动脉血气分析，记录24小时出入量等。

4. 健康教育

告知坚持服药的重要性，不可随意停药或变更剂量。注意个人卫生，预防感染和创伤。指导自我观察病情变化，定期复查，出现严重并发症及时就医。

案例分析

张女士出现症状 3 年后病情加重才就诊，说明其缺少对疾病的认知，照护者需要对其加强疾病相关知识宣教，做好饮食指导；嘱其控制体重，密切监测病情变化，并告知其注意保暖，避免寒冷、感染等引起并发症；指导其正确用药，告知其用药的注意事项及自我观察病情的方法，嘱其出现不适及时就医。

拓展训练

王某，女性，32 岁，因畏寒、嗜睡、倦怠、纳差、便秘 5 个月到医院就诊，诊断为甲状腺功能减退症。王某及家属对甲减了解不多，她经常忘记服药。查体：体温 35.6 ℃，脉搏 60 次／分，呼吸 16 次／分，血压 80/50 mmHg，表情淡漠，颜面水肿，眉毛稀疏，皮肤干燥发凉，手足皮肤呈姜黄色，腹胀。甲状腺功能：T3（三碘甲状原氨酸）0.42 nmol/L，T4（甲状腺素）18 nmol/L，TSH（促甲状腺激素）100 mLU/L。作为照护者，应该如何进行照护？

照护要点提示：1. 注意保暖；2. 饮食与便秘指导；3. 遵医嘱用药，强调坚持用药的重要性；4. 病情观察，如神志、生命体征等。

课题四
高尿酸血症和痛风照护

案例导入

　　周某，男性，30岁，9年前以单膝关节肿痛起病，每次发病后就诊治疗好转；1年前病情突然加重，不能行走，坐轮椅活动，血清尿酸明显升高，医生给予聚乙二醇化尿酸酶治疗，4周内给药2次后疼痛症状明显改善，多数痛风石溶解或缩小，并能下地借助手杖行走，血清尿酸降低至正常。周某当前症状控制较好，未产生新的痛风结石，但血清尿酸仍明显升高。作为照护者，你认为该照护对象存在的主要问题是什么？应该如何进行照护？

　　高尿酸血症是指嘌呤代谢障碍引起的代谢性疾病，少数患者可发展为痛风。痛风的临床特点为高尿酸血症、痛风性关节炎、痛风石、痛风性肾损害、痛风性尿路结石。高尿酸血症常与肥胖、2型糖尿病、高脂血症、高血压、动脉硬化和冠心病相关，又称为代谢综合征。痛风分为原发性痛风和继发性痛风两类，原发性痛风占大多数。

一、病因

1. 高尿酸血症的形成

　　尿酸是嘌呤代谢的最终产物。高尿酸血症的主要病因包括：①嘌呤代谢过程中各环节引起的嘌呤合成增加，导致尿酸生成过多；②肾小球尿酸滤过减少，肾小管对尿酸的重吸收增加，同时尿酸盐在泌尿系统沉积，导致肾对尿酸排泄减少。

2. 痛风的发生

原发性痛风属于遗传性疾病，由先天性腺嘌呤代谢异常所致，80% ~ 90% 患者有尿酸排泄障碍。继发性痛风可由肾病、血液病、药物及高嘌呤食物等多种原因引起。当血尿酸浓度过高或在酸性环境下，尿酸析出结晶，沉积在骨关节、肾脏、皮下组织等，导致痛风性关节炎、痛风肾、痛风石等。

二、临床表现

高尿酸血症可发生于任何年龄，患者多为 40 岁左右男性，女性以绝经后妇女多见。高尿酸血症患者常有家族遗传史，肥胖及体力活动较少者易患本病。高尿酸血症患者的临床表现包括痛风性关节炎、痛风石、痛风性肾损害及其他非典型表现。

1. 痛风性关节炎

（1）急性关节炎

急性关节炎患者常于夜间突然疼痛而惊醒，初次发病仅侵犯单个足趾关节和第一跖趾关节，受累关节明显肿胀、局部发热发红、疼痛剧烈伴活动受限，常在 1 周左右自行缓解，至下一次发作有相对较长的间歇期。其他易受累的关节依次为足、踝、跟、膝、腕和肘关节，大关节受累可伴有关节腔积液。饥饿、饱餐、饮酒、疲劳、寒冷、感染可诱发急性关节炎。

（2）慢性非特异性滑膜炎

早期的急性关节炎发作未经治疗或治疗不规范导致反复发作者，可逐渐进展为慢性非特异性滑膜炎。慢性非特异性滑膜炎表现为发作频繁，间歇期缩短，发作后不能完全缓解，晚期出现关节畸形。

2. 痛风石

痛风石为皮下无痛性黄白色赘生物，大小不一，初起质软，后逐渐变硬如石。痛风石以耳郭及跖趾、指间、掌指、肘等关节常见，表现为持续性关节肿痛、压痛、畸形、关节功能障碍等。

3. 痛风性肾损害

痛风性肾损害包括痛风性肾病、梗阻性肾病、尿酸肾石病、急性肾衰竭等，表现为夜尿增多、少尿或无尿、白细胞尿、高血压、水肿等。较大的尿酸结石可引起肾绞痛、肉眼血尿、肾盂积水、继发性尿路感染等。

4. 其他非典型表现

高尿酸血症的非典型表现包括肾结石、骨质疏松症、轴性痛风（脊柱活动障碍、瘫痪、椎体半脱位等）、痛风性腱鞘炎、痛风性神经病、痛风性皮肤病变、内脏痛风等。

三、诊断要点

高尿酸血症和痛风根据诱因、家族史、泌尿道尿酸结石史及典型关节炎表现可做出诊断。男性或绝经后女性血尿酸大于 420 μmol/L（7.0 mg/dl），绝经前女性血尿酸大于 350 μmol/L（5.8 mg/dl），可确诊为高尿酸血症。

四、治疗要点

1. 一般治疗

避免诱因，如饮酒、暴食、外伤等；忌高嘌呤食物，如海鲜、豆类等；忌用抑制尿酸排泄的药物；多饮水，保证 24 小时水的摄入量大于 2 L；碱化尿液，如口服碳酸氢钠等。

2. 急性期治疗

（1）非甾体抗炎药

非甾体抗炎药为高尿酸血症和痛风的一线用药，可有效缓解急性痛风症状。常用药物有吲哚美辛、布洛芬、美洛昔康等。

（2）秋水仙碱

服用秋水仙碱，一般服药后 6～12 小时症状减轻，24～48 小时内缓解，但可导致骨髓抑制、肝细胞损害、秃发、精神抑郁等。静脉注射药液时需预防外漏，以免引起组织坏死。

（3）糖皮质激素

糖皮质激素能迅速缓解急性关节炎发作，但停药后易复发，只在秋水仙碱、非甾体抗炎药治疗无效或禁忌时采用。

（4）其他药物

关节疼痛剧烈者可口服可待因 30～60 mg。降低血尿酸的药物在用药早期可诱发急性关节炎，因此痛风的急性期不宜使用。

3. 间歇期和慢性非特异性滑膜炎期治疗

间歇期和慢性非特异性滑膜炎期常用抑制尿酸生成药和排尿酸药使血尿酸小于360 μmol/L（6 mg/dl），常用药物有苯溴马隆、丙磺舒、别嘌醇等。

五、照护重点

高尿酸血症患者的照护重点为缓解关节疼痛、饮食指导、病情观察、用药指导、心理照护等。

1. 缓解关节疼痛

急性关节炎期应卧床休息，抬高患肢，避免关节负重，关节肿痛 72 小时后下床活动。手、腕或关节受累时可冰敷或 25% 硫酸镁湿敷，以减轻疼痛。痛风石严重时，做好破损皮肤的护理。

2. 饮食指导

蛋白质摄入量限制在每日每千克标准体重 1 g 左右，避免摄入高嘌呤食物，如动物内脏、鱼虾类、肉类、菠菜、蘑菇、黄豆、扁豆、豌豆、浓茶等。多进食碱性食物，如牛奶、鸡蛋、各类蔬菜（除菠菜外）、柑橘类水果等。饮食宜清淡、易消化，忌辛辣和刺激性食物，严禁饮酒。

3. 病情观察

注意观察疼痛的部位、性质和间隔时间，有无午夜因剧痛而醒，受累关节有无红肿和功能障碍等；观察体温变化，有无发热等；监测尿酸变化；观察有无痛风石的体征。

4. 用药指导

指导正确用药，观察疗效，及时处理不良反应，如胃肠道反应、发热、皮疹、肝损害、骨髓抑制等。应用糖皮质激素时，注意症状的"反跳"现象。

5. 心理照护

由于疼痛影响进食和睡眠，疾病反复发作导致关节畸形和肾功能损害，高尿酸血症患者常表现出情绪低落、忧虑。照护者应讲解痛风的有关知识、饮食与疾病的关系，给予照护对象安慰。

案例分析

周先生患病9年余，反复发病，照护者应指导其学会观察症状，强调饮食禁忌，尽量避免诱因，注意卧床休息，遵医嘱应用药物止痛，注意观察疗效及不良反应。照护者应向周先生讲解痛风是终身性疾病，但积极有效预防和治疗可恢复正常生活和工作，帮助其建立信心，加强其对疾病预防的重视。

拓展训练

张某，男性，39岁，双膝关节红肿疼痛4小时入院，急性痛苦病容，因聚餐饮酒、进食大量肉类诱发痛风发作。查体：体温38.9 ℃，脉搏112次/分，呼吸24次/分，血压145/83 mmHg，自诉疼痛难忍，疼痛评分8分，双膝关节红肿、皮温升高、活动障碍。经查：白细胞 12×10^9/L，血尿酸 520 μmol/L。作为照护者，应该如何进行照护？

照护要点提示：1.疼痛照护；2.发热处理；3.用药观察；4.饮食与休息指导；5.心理照护。

课题五
肥胖症照护

案例导入

鲁某，男性，45岁，因饮食量增加、运动减少、体重持续增加8年入院。鲁某体重最高达115 kg，有糖尿病病史4年、高血压病史3年，有糖尿病家族史。查体：体形肥胖，身高179 cm，体重112 kg，BMI 35.0 kg/m²，腰围118 cm，血压150/96 mmHg，合并睡眠呼吸暂停综合征，总胆固醇5.5 mmol/L。作为照护者，你认为该照护对象存在的主要问题是什么？应该如何进行照护？

肥胖症是一种由遗传因素和环境因素相互作用引起的慢性代谢性疾病，表现为体内脂肪堆积过多、分布异常及体重增加。肥胖症分为无明显病因的单纯性肥胖症和有明显病因的继发性肥胖症。

一、病因

当机体的能量摄入大于能量消耗时，能量便以脂肪的形式储存下来，形成肥胖。肥胖症的病因复杂，包括遗传、神经内分泌因素、饮食异常、社会环境因素及能量代谢异常等。随着医学研究的深入，目前认为肥胖症是由于体重调节中枢的调节机制作用降低，造成内分泌紊乱、饮食异常、能量代谢异常导致的。

高热量饮食、运动量过少，多余热量以脂肪形式储存于体内，便逐渐演变为肥胖症。某些药物如抗精神病药、糖皮质激素、胰岛素等也可增加体重。

二、临床表现

肥胖症可见于任何年龄，女性多见，多有进食过多、运动不足等不良生活习惯，常有家族史。轻中度肥胖者一般无症状。重度肥胖者体力活动能力降低，活动时气促，打鼾、睡眠障碍、不耐热，颈部及腋部皮肤粗厚、多褶皱等。肥胖症按脂肪分布分为全身性肥胖、向心性肥胖、上身肥胖、下身肥胖、腹型肥胖和臀型肥胖。肥胖症可并发糖尿病、高血压、冠心病、痛风、睡眠呼吸暂停综合征、脂肪肝、胆石症、骨关节病、性腺功能减退症等代谢综合征。

三、诊断要点

肥胖症可根据病史，结合临床表现和相关检查进行诊断。最常采用体重指数（BMI）诊断肥胖，采用腰围（WC）诊断腹型肥胖，排除继发性肥胖后即可诊断为单纯性肥胖。

1. 身高法计算标准体重

男性的标准体重（kg）＝身高（cm）－105，女性的标准体重（kg）＝身高（cm）－100。如果现有体重超过标准体重的20%，可确定为肥胖。

2. 体重指数及腰围

常以体重指数（BMI）来确定全身肥胖，以腰围（WC）确定腹型或中心性肥胖。BMI＝体重（kg）/身高（m）^{2}。中国肥胖问题工作组建议：BMI（kg/m^2）< 18.5 为体重过低，18.5 ~ 23.9 为正常，24.0 ~ 27.9 为超重，≥ 28 为肥胖。腰围是指以脐为标志的腰腹围长度。成年男性腰围≥ 85 cm，成年女性腰围≥ 80 cm，可确定为腹型肥胖。

3. CT 或 MRI 扫描

CT 或 MRI 扫描用于测量腹内脂肪面积，以腹内脂肪面积≥ 80 cm^2 作为腹型肥胖的精确标准。

4. 腰臀比（WHR）

腰臀比是指腰围与臀围之比。成年男性腰臀比≥ 0.85，成年女性腰臀比≥ 0.80，可确定为腹型肥胖。

5. 体脂测量

双能 X 线吸收法和磁共振显像测定体脂准确度高，但方法复杂，费用高，因此该方法主要用于科学研究。

四、治疗要点

肥胖症的治疗目的主要是减少热量摄取及增加热量消耗，强调以行为、饮食、运动为主的综合治疗，制定个体化减肥目标非常重要，必要时辅以药物或手术治疗。继发性肥胖症应针对病因进行治疗。肥胖症的各种并发症及伴随病应给予相应的对症处理。

1. 健康教育

针对肥胖症患者的健康教育包括营养教育、增加体力活动、社会支持等，使患者及家属对肥胖症及其危害性有正确的认识，从而配合治疗，采取健康的生活方式，改变饮食和运动习惯。患者需要进行自我训练、调整情绪和纠正饮食过多，并能长期坚持，这是治疗肥胖症最重要的措施。

2. 饮食与运动治疗

肥胖症患者的营养素摄入原则是控制总进食量，低脂低热卡饮食，避免摄入高糖高脂类食物，保证每日摄入总热量低于消耗量。多进行体力活动和体育锻炼，运动治疗与饮食治疗相结合效果更明显，可以预防肥胖或使肥胖症患者体重减轻。关于活动量或运动量的制定应该因人而异，原则上采取循序渐进的方式。

3. 药物治疗

减重药物必须在医生指导下应用，妊娠期、哺乳期、不稳定型心绞痛、高血压、精神病、厌食者禁用。适应证：食欲旺盛，餐前饥饿难忍，每餐进食量较多；合并高血糖、脂肪肝、负重关节疼痛、睡眠呼吸暂停综合征等；BMI $\geqslant$ 24 kg/m^2 且有上述并发症情况，或 BMI $\geqslant$ 28 kg/m^2，单纯饮食控制和运动仍不能减重，甚至体重仍有上升趋势者。常用药物有奥利司他、盐酸氯卡色林、二甲双胍等。

4. 手术治疗

手术治疗包括吸脂术、切脂术和减少食物吸收的手术，通过腹腔镜操作的减肥手术最常用、并发症最少。手术治疗适用于年龄在 18 ~ 60 岁之间，身体一般状况较好，手术风险较低，经生活方式干预和各种药物治疗难以控制的肥胖症患者。

五、照护重点

肥胖症患者的照护重点为合理饮食与运动、用药指导、心理照护、自我监测病情指导等。

1. 合理饮食与运动

根据体重、劳动强度、病情等制订个体化饮食计划，嘱多吃水果、蔬菜及谷物，避免摄入高脂肪、高热量食物，食物多用清蒸、煮的烹调方法，避免油炸。不进食快餐、零食、巧克力、甜食等。定量进食，细嚼慢咽。

2. 用药指导

遵医嘱正确用药，观察药物不良反应，如胃肠胀气、大便次数增多、脂肪便、口干、失眠、心率增快等，注意肛周皮肤，适当补充脂溶性维生素等。

3. 心理照护

告知家属督促并鼓励照护对象坚持饮食控制和体育锻炼，为照护对象提供心理支持，增加其减重的信心；针对因焦虑或抑郁等出现的饮食过多，给予一定的心理照护，必要时建议去精神心理科治疗。

4. 自我监测病情指导

指导照护对象每天记录饮食及运动情况，每周监测体重及腰围，每周体重下降 0.5 ~ 1.0 kg 为宜。热量摄入过低出现脱发、抑郁、衰弱等情况时，及时与医生沟通处理。

 案例分析

　　鲁先生的肥胖与饮食多、运动少密切相关，他有明显肥胖、腰围大、高血压、睡眠呼吸暂停等表现，应用降糖药控制血糖效果不好，体重未下降，故其代谢综合征应与肥胖有关。照护者主要指导其减重，控制饮食、进行运动，遵医嘱应用药物，必要时手术治疗；教会其自我监测病情，告知减重的重要性，帮助树立信心。

拓展训练

　　付某，男性，3 岁，身高 89 cm，体重 24.5 kg，剖宫产，出生时体重 3 kg、身高 49 cm，有头颅外伤史，智力正常，偏胖，臀部下肢肥胖，活动无耐力，夜间睡眠打鼾，无其他阳性体征。作为照护者，应该如何进行照护？

　　照护要点提示：1. 饮食控制；2. 运动指导；3. 心理照护；4. 疾病相关知识教育，引起家长重视。

模块六
神经系统常见疾病的照护

神经系统疾病包括周围神经系统病变和中枢神经系统病变。神经系统的功能与意识、语言、运动、感觉、记忆甚至情绪、行为等有关，因此当发生疾病后，对人的生活影响较大。神经系统疾病临床上常出现头痛、眩晕、语言障碍、感觉障碍、运动障碍甚至意识障碍等症状，照护者应做好生活照护、安全照护、功能康复等。

学习目标

◆ 掌握面神经炎、癫痫、脑卒中、帕金森病、阿尔茨海默病的临床特点及照护要点，能够为照护对象提供科学合理的照护措施。

◆ 熟悉面神经炎、癫痫、脑卒中、帕金森病、阿尔茨海默病的治疗要点。

◆ 了解面神经炎、癫痫、脑卒中、帕金森病、阿尔茨海默病的病因及发病相关因素，了解癫痫的分类。

课题一
面神经炎照护

案例导入

陈某，男性，46岁，昨日天气炎热，遂开空调制冷而一夜未关，今日晨起漱口时发现嘴兜不住水，且轻度向右侧歪斜，便立即赶到医院就诊。作为照护者，你认为该照护对象出现了什么问题？应该如何进行照护？

面神经炎又称特发性面神经麻痹，是指由茎乳孔内面神经非特异性炎症所致的周围性面瘫。

一、病因

面神经炎的病因和发病机制不明确，面部受凉、病毒感染、中耳炎、茎乳孔周围水肿、面神经在面神经管出口处受压、缺血、水肿等均可引起。面神经炎的早期病理改变主要为神经水肿和脱髓鞘，严重者出现神经轴索变性。

二、临床表现

面神经炎任何年龄、任何季节均可发病，男性多于女性，一般为急性发病，于数小时内症状达到高峰。其临床症状以表情肌瘫痪为主，表现为：额纹消失，不能皱额蹙眉；眼睑不能闭合或闭合不全；患侧闭眼时双眼球向外上方转动，露出白色巩膜；患侧鼻唇沟变浅，口角歪向健侧；吹口哨、鼓腮漏气；食物易滞留于患侧口腔，口角可漏口水或汤水。部分患者发病前1～2天会出现耳后疼痛或乳突部压痛，或说话时回响过度、味觉缺失等。

三、诊断要点

根据急性起病和临床典型的周围性面瘫表现，诊断不难。需要进一步做颅脑CT等检查，排除颅脑疾病等所致的面瘫。

四、治疗要点

面神经炎的治疗要点是改善局部血液循环，减轻面神经水肿，缓解神经受压，促使功能恢复。

1. 药物治疗

（1）糖皮质激素

急性期应尽早使用糖皮质激素，口服泼尼松 30 mg/d、地塞米松 10 ~ 20 mg/d，连用 7 ~ 10 天后逐渐减量。

（2）营养神经药

维生素 B_1 100 mg，维生素 B_{12} 500 μg，肌内注射；甲钴胺 0.5 mg，一日 3 次。

（3）抗病毒药

静脉或口服更昔洛韦 0.2 g，或口服阿昔洛韦 0.2 g，每天 5 次，连服 7 ~ 10 天。

（4）脱水剂

20% 甘露醇 250 mL，静脉快速点滴。

2. 理疗

急性期在茎乳口附近热敷、红外线照射、超短波热疗等，以改善局部血液循环，减轻神经水肿。

3. 护眼

由于长期不能闭眼，因此易使角膜干燥，发生感染。可戴眼罩防护，或用眼药水预防感染。

4. 恢复期治疗

恢复期应进行面肌运动锻炼，电针或针刺治疗等。长期不恢复者可进行手术治疗。

五、照护重点

面神经炎患者的照护重点是心理照护、急性期照护、饮食照护、眼睛照护、康复锻炼等。

1. 心理照护

照护对象突然发生自身形象改变，会出现害羞、难为情、急躁、自卑等心理。照护者应鼓励其表达内心的想法，指导其正确对待疾病，克服急躁和害羞心理，积极配合治疗。本病大多预后良好，要有充分的信心。

2. 急性期照护

急性期注意休息，面部防风防寒，避免直吹冷风，可以戴口罩、系围巾，既保暖又能改善自身形象。患侧面部可用湿热毛巾外敷，水温 50 ~ 60 ℃，每天 3 次，水温不可过高，防止感觉迟钝出现烫伤；也可早晚自行按摩，促进恢复。

3. 饮食照护

饮食宜清淡，避免食用粗糙、干硬、辛辣食物；注意冷热度，防止烫伤口腔黏膜。饭后及时漱口，清除患侧口腔食物残渣，保持口腔清洁。

4. 眼睛照护

若眼睑不能闭合，则应减少用眼动作，可戴眼罩、眼镜保护。遵医嘱按时点眼药水，预防感染。

5. 康复锻炼

遵医嘱坚持理疗或针灸。做面部肌肉的主动与被动运动，行面部按摩或做皱眉、举额、闭眼、露齿、鼓腮、吹口哨等动作，每天数次，每次 5 ~ 15 分钟。

 案例分析

陈先生由于面部吹空调受凉，发生了面神经炎，也就是面神经麻痹。这是一种无菌性面神经炎，需要立即治疗。照护重点包括：①注意休息，保持心情愉快，此病治愈率高，要有充分的治疗信心；②配合医生用药，积极进行热疗、针灸等理疗；③面部注意保暖，外出戴口罩、系围巾；④饮食清淡，禁辛辣，饭后漱口；⑤平时可戴眼罩或眼镜，以保护眼角膜。陈先生要积极配合进行面部肌肉主动训练，如按摩、抬眉、举额、鼓腮、露齿、吹口哨等，以促进面神经恢复。

拓展训练

　　张某，女性，36 岁，因天热吹着电扇入睡，醒来后发现面部异常，有麻木感，照镜子发现嘴歪向左侧，一向爱美的张女士立即号啕大哭。作为照护者，应该如何处理该情况？

　　照护要点提示：1. 保持正确的心态；2. 急性期注意保暖；3. 恢复期做好康复锻炼。

课题二
癫痫照护

案例导入

李某，男性，54岁，半年前因车祸导致颅脑外伤，当时意识丧失，住院治疗近1个月后出院。李某今日在家看电视，突然倒地，双眼上翻，口吐白沫，四肢蜷缩发硬，持续约2分钟缓解，自诉全身酸痛、乏力，意识完全恢复正常。作为照护者，你认为该照护对象出现了什么问题？应该如何应对及处理？

癫痫是一组由不同病因导致的脑部神经元高度同步化异常放电的临床综合征，以发作性、短暂性、重复性和刻板性为特点。

一、病因

癫痫病因复杂，包括遗传因素、脑部疾病、全身或系统性疾病等。按照病因，可将癫痫分为：①原发性癫痫，又称特发性癫痫，病因不明，有人认为遗传因素是导致癫痫尤其是原发性癫痫的重要原因，多在儿童或青少年期首次发病；②继发性癫痫，又称症状性癫痫，由各种明确的中枢神经系统结构损伤或功能异常引起，如脑炎、脑外伤、脑肿瘤、一氧化碳中毒等。

睡眠不足、疲劳、饥饿、便秘、饮酒、情绪激动等均可诱发癫痫发作，内分泌失调、电解质紊乱、代谢异常等均可导致癫痫发作。部分患者可出现反射性癫痫，如在闪光、音乐、下棋、阅读、沐浴、刷牙等特定条件下发作。

二、临床表现

由于异常放电的起始部位和传递方式不同，癫痫发作的临床表现复杂多样，可表现为发作性运动，感觉、自主神经、意识及精神障碍。不同种类的癫痫，发作的过程表现差异较大。癫痫发作有两个主要特征，一个"共性"和一个"个性"。共性是：①发作性，即症状突然发生，持续一段时间后迅速恢复，间歇期正常；②短暂性，即每次发作时间仅数秒或数分钟，一般不超过30分钟（癫痫持续状态除外）；③重复性，即第一次发作后，间隔不同时间会出现第二次或多次发作；④刻板性，即每次发作的表现几乎一样。"个性"是：不同类型的癫痫所特有的区别于另一种类型癫痫的特征。

癫痫的每次发作和每种发作的短暂过程，称为癫痫发作。根据发作的临床表现和脑电图特征，可以将癫痫发作分为以下不同类型。

1. 癫痫部分性发作

癫痫部分性发作是癫痫发作的最常见类型，由大脑半球局部神经元的异常放电所致。单纯部分性发作时程短，一般不超过1分钟，表现为身体某一局部发生不自主抽动，如眼睑、口角、手指或足趾，双眼突然向一侧偏斜，头部同向转动或感觉异常，如麻木感、针刺感等。复杂部分性发作可有意识模糊，对外界刺激无反应，伴有无意识活动，如反复咀嚼、舔唇、流涎、搓手、解衣扣、自言自语等。

2. 癫痫全面性发作

（1）全面强直－阵挛性发作

发作前可有瞬间疲乏、麻木、恐惧或无意识动作等先兆表现，早期出现意识丧失，跌倒在地。发作过程可分为强直期、阵挛期和发作后期。

1）强直期：持续10～20秒，出现一系列全身骨骼肌持续收缩导致的症状。表现为：眼球上翻或凝视，牙关紧闭；喉部肌肉和呼吸肌收缩致发作者尖叫一声，而后呼吸停止；颈部和躯干先屈曲后反张，上肢由上举后旋转为内收前旋，下肢先屈曲后猛烈伸直。

2）阵挛期：持续30～60秒，不同肌群收缩和松弛交替出现，由四肢延及全身，出现阵挛表现，后频率逐渐减慢，在一次剧烈阵挛后发作停止。

以上两期均伴有呼吸停止、心率增快、血压升高、口腔气道内有分泌物，并可发生舌咬伤。

3）发作后期：全身肌肉松弛，可出现大小便失禁，呼吸首先恢复，心率、血压逐渐正常，意识开始清醒，常感头痛、头晕、疲乏无力，对抽搐过程不能回忆。

（2）失神发作

失神发作多见于儿童，发作时意识短暂丧失，停止正在进行的活动，呼之不应，两眼凝视不动，手中持物坠落等，持续 5 ～ 10 秒，清醒后无不适，可继续原来的活动，对发作无记忆。有的也可出现强直性或阵挛性发作。

3. 癫痫持续状态

如果患者出现癫痫全面强直－阵挛发作持续 5 分钟以上不缓解，称为癫痫持续状态。这是一种危险的急症，若不及时送医院治疗，致残率和死亡率很高。

三、诊断要点

癫痫根据临床发作和脑电图表现两个特征即可诊断。临床发作的特征为伴有舌咬伤、跌伤、尿失禁等，具有发作性、短暂性和间歇性的特点。脑电图有棘波、尖波、棘－慢波或尖－慢波等异常波形。在明确诊断后应区别癫痫发作的类型，并进一步明确病因。

四、治疗要点

癫痫的治疗以药物治疗为主，最终达到控制发作、减少发作次数，保持或恢复原有心理、生理状态的目的。

1. 病因治疗

病因明确的患者应该首选病因治疗，如手术切除颅内肿瘤，纠正低血糖、低血钙等，达到根治的目的。

2. 发作时治疗

发作时立即让发作者就地平卧，防止跌伤。口腔内放入毛巾、牙垫等，防止舌咬伤。清除口咽部分泌物，保持呼吸道通畅，防止窒息等意外发生，有条件者给予吸氧。癫痫的诊断一旦确立，应及时应用抗癫痫药控制发作，可用地西泮或苯妥英钠注射控制发作或预防再次发作。

3. 发作间歇期治疗

癫痫患者必须长期服用抗癫痫药。常用药物有卡马西平、苯妥英钠、丙戊酸、拉莫三嗪、托吡酯、加巴喷丁等。用药原则包括以下几点。

（1）确定是否用药

半年内发作 2 次以上者，一经确诊则应进行药物治疗。对首次发作、发作有诱发因素或发作次数少者，可告知患者及家属药物的不良反应和不使用药物治疗可能发生的后果，根据患者和家属意愿酌情考虑选用或者不用药物。

（2）合理选择正确的药物

根据发作类型及药物的不良反应情况，结合患者的身体症状选择适合的药物。

（3）尽可能单药治疗

从小剂量开始，缓慢加量至能最有效控制发作而无不良反应或不良反应很轻的最小有效量。

（4）联合用药

对于用一种药物不能控制的患者，可以考虑联合用药，但要注意尽量减少药物的不良反应。

（5）长期规律用药

癫痫发作控制后，必须坚持长期用药，不随意减量或停药。

4. 癫痫持续状态的治疗

癫痫持续状态下首选地西泮、苯妥英钠、异戊巴比妥钠等静脉滴注，或 10% 水合氯醛保留灌肠，迅速控制发作。20% 甘露醇快速静脉滴注治疗脑水肿，吸氧，减轻对脑部的损害。保持呼吸道通畅，必要时行气管插管或气管切开。持续监测心电图、血压、呼吸、脑电图变化，维持生命体征稳定。做好其他对症治疗，防治并发症。

五、照护重点

癫痫患者的照护重点为避免诱发因素，按时长期服药，做好病情监测，发作时做好保护措施，防止并发症，心理照护，健康教育等。

1. 避免诱发因素

养成良好的生活习惯，保持环境安静，充分休息，劳逸结合，避免劳累、睡眠不足。饮食清淡，少量多餐，禁食辛辣刺激性食物，戒烟酒。饥饿、情绪激动、强烈声光刺激、惊吓、洗浴等均可成为诱发癫痫的因素。

2. 按时长期服药

遵医嘱坚持长期、规律用药，切忌突然停药、减药、漏服药及自行换药，尤其应防止在服药控制发作后不久自行停药。抗癫痫药应饭后服用，以减少胃肠道反应。

3. 做好病情监测

服药期间注意观察癫痫的发作次数，若仍频繁发作或症状控制不理想，及时到医院就诊，调整药物剂量。做到定期复查，检测血尿常规、肝肾功能。及时发现药物不良反应，如恶心、嗜睡、头晕、复视、皮疹、健忘、粒细胞减少、毛发增多、肝肾损害等。

4. 发作时做好保护措施，防止并发症

发现照护对象有癫痫发作先兆时，照护者应立即做好保护准备，避免出现意外。癫痫发作时，将照护对象缓慢置于平卧位，头偏向一侧，防止突然倒地发生跌伤、碰伤，松开衣扣，解开腰带，清除口鼻腔内分泌物，防止窒息。抽搐过程中切忌用力按压肢体，以防骨折和脱臼；用毛巾、大纱布等塞入口内，防止舌咬伤。极度躁动者应专人守护，必要时适当约束。发作停止后协助休息，做好整理；发作不能自行停止者，立即送往医院抢救。

5. 心理照护

癫痫需要坚持长期不间断服药，甚至终身治疗，加之疾病反复发作，影响患者的社会功能及自尊，患者可出现紧张、焦虑、抑郁、淡漠、易怒等心理问题。照护者应鼓励照护对象面对现实，积极应对疾病，配合长期药物治疗，达到治愈目的。

6. 健康教育

预防癫痫发作、复发，应注意以下几方面：①生活规律，按时休息，保证充足睡眠，避免熬夜、疲劳等；②饮食清淡，多吃蔬菜、水果，避免摄入咖啡、可乐等兴奋性饮料及辛辣食物，戒烟、戒酒；③按时、规律服药，定期门诊随诊，避免服用含有咖啡因、麻黄碱的药物，青霉素类或沙星类药有时也可诱发癫痫发作；④禁止驾驶汽车，禁止在海边或江河里游泳，不宜从事高空作业，不宜操作机器等；⑤外出时随身携带有姓名、年龄、住址、家人联系方式的信息卡。

 案例分析

李先生有颅脑外伤史，此次发作表现似癫痫抽搐，需要送医院复查，进行脑电图检查等以确诊。此类型为继发性癫痫，强直阵挛性发作，以后可能还会出现，因此，李先生应根据医嘱坚持服药控制，服药5～7天查血药浓度、肝肾功能和血尿常规，以后每月复查血尿常规，每季度检测肝肾功能；控制发作后必须坚持长期服药，不宜随意减量或停药，具体停药时间必须遵医嘱。

拓展训练

王某，男性，6岁，出生时难产导致颅脑损害，经常出现癫痫强直发作，一直口服苯巴比妥30 mg，每日1次治疗。王某近半年病情控制较好，未再出现发作。他到了上小学的年龄，准备入学。作为照护者，应该采取哪些照护措施？

照护要点提示：1.指导按时服药；2.定期去医院复查，不能擅自停药；3.观察有无药物不良反应，如皮疹、疲乏、多动、易激惹、攻击行为、记忆力下降等；4.随时观察有无癫痫再发作，做好安全保护；5.与学校老师沟通，做好保密工作，保护孩子自尊，同时告知学校老师如果发作该如何施救等。

课题三
脑卒中康复期照护

案例导入

谭某，男性，60岁，晨起发现言语障碍，说话缺乏逻辑，右侧肢体活动不灵活，家人急送医院，头颅CT见梗死灶，诊断为脑梗死入院治疗。经溶栓、营养神经等治疗2周，谭某病情好转后出院，但右侧上下肢仍偏瘫，跛行，说话含混不清。作为照护者，你认为该照护对象康复期存在的主要问题是什么？应该如何进行照护？

脑卒中又称中风、脑血管意外，是一种急性脑血管疾病，指多种原因导致脑血管破损或脑梗死、局灶性（或整体性）脑组织损害而引起的临床症状及体征。脑卒中以突然发病、迅速出现局限性或弥散性脑功能缺损为共同临床特征，它是一组器质性脑损伤导致的脑血管疾病，包括缺血性脑卒中（脑梗死）和出血性脑卒中（脑出血、蛛网膜下腔出血等），而并非某个单纯疾病的名称。此病具有高发病率、高死亡率和高致残率的特点。

一、病因

缺血性脑卒中主要是在动脉粥样硬化基础上形成血栓，导致动脉狭窄或闭塞，脑组织发生缺血性坏死，导致相应的神经功能障碍及意识改变。血流缓慢和血压下降是其常见诱因。出血性脑卒中发生于高血压动脉硬化患者，常因剧烈活动或情绪激动引发，出现神经功能障碍甚至颅内压增高，导致脑疝而死亡。

脑卒中的危险因素分为可干预和不可干预两类。针对可干预因素做好健康教育，采取有效措施，可减少脑卒中的发生。

1. 不可干预因素

脑卒中的不可干预因素包括年龄、性别、种族、遗传等。55岁以后脑卒中的发病率明显增加，男性发病率高于女性，家族中有病史的脑卒中风险增加。

2. 可干预因素

脑卒中的可干预因素包括高血压、高血脂、心脏病、糖尿病、高同型半胱氨酸血症、吸烟、酗酒、体力活动少、高盐饮食、超重等。高血压是脑卒中最重要的独立危险因素，无论是收缩压还是舒张压升高，均与发病风险呈正相关。糖尿病可引起微血管、大血管病变。吸烟可使血压升高，加速血管硬化，促使血小板聚集，降低高密度脂蛋白水平。酗酒可使出血性脑卒中危险性增加。

二、临床表现

脑卒中多见于伴有高血压、高血脂、动脉粥样硬化等的人群。其常见症状为一侧面部、上肢或下肢突然感到麻木、无力，发生口眼歪斜、偏瘫、失语、视物困难、共济失调等局灶定位症状，部分有严重头痛、呕吐、意识障碍等。脑梗死多在安静或休息状态下发病；脑栓塞在安静与活动时均可发病，但以活动中突然发病常见；脑出血在体力活动或情绪激动时发病，多无前驱症状。

三、诊断要点

脑卒中根据发病年龄、发病时的状态，有无高血压、心脏病史等，结合临床症状可做出初步诊断。头颅 CT 是确诊脑出血、脑梗死等的首选检查方法，MRI（磁共振成像）检查可以发现脑干、小脑病变，血管造影 DSA（数字减影血管造影技术）是脑血管病变检查的标准。脑脊液检查如果非必要应避免，易形成脑疝。

四、治疗要点

脑卒中患者应收入卒中中心救治，治疗遵循超早期、个体化和整体化的原则。

1. 病因治疗

脑梗死进行早期溶栓，使血管再通，恢复血流和改善组织代谢。脑出血进行止血凝血，出血量大或颅内压增高明显可行开颅、血肿清除等手术治疗。蛛网膜下腔出血后防治再出血及脑血管痉挛等。

2. 对症治疗

（1）调控血压

脑梗死急性期应维持血压较平时稍高水平，保证脑部血液灌注。脑出血后血压升高，一般不用降压药，以降颅压为基础，使血压维持在略高于发病前水平或180/105 mmHg 左右；降压速度和幅度不宜过快、过大，以免造成大脑低灌注。

（2）降低颅内压

脑卒中后脑水肿可使颅内压增高，导致脑疝，脑疝是脑卒中患者死亡的直接原因。积极控制脑水肿，给予 20%甘露醇快速静脉滴注、呋塞米静脉滴注、甘油果糖静脉滴注等，达到脱水、利尿、降颅压的目的。

（3）控制血糖

急性期血糖升高，可能为原有糖尿病或应激反应。此时应控制血糖，必要时应用胰岛素治疗。

3. 促进神经功能恢复

应用胞磷胆碱、钙通道阻滞剂尼莫地平、自由基清除剂依达拉奉、脑蛋白水解物等药物，促进神经功能恢复。采用头部或全身亚低温治疗，可降低脑代谢，减轻脑损伤。

4. 康复治疗及功能锻炼

如果症状体征不再加重，生命体征稳定，即可进行早期康复治疗，目的是减少并发症，纠正功能障碍。运用物理疗法、针灸、言语训练、吞咽功能训练、各种康复工具等进行强化训练，逐渐恢复正常生活能力，提高生活质量。

五、康复期照护重点

脑卒中患者康复期的照护重点为满足生活需求、防止意外受伤、坚持康复锻炼、提高生活自理能力、干预危险因素、观察不适症状、适当心理安慰等。

1. 满足生活需求

根据自理程度给予相应的生活协助，如洗漱、进食、如厕、沐浴、穿脱衣服等，满足基本生活需求。

2. 防止意外受伤

偏瘫、步态不稳甚至卧床不起者，应注意安全，防止坠床和跌倒。活动场所应宽敞明亮，无障碍物阻挡；卫生间安装扶手，方便起坐、扶行。上肢肌力下降者不要自行倒热水，防止烫伤。活动时用辅助器具，如手杖等，并要求有人陪伴，防止受伤。吞咽障碍者进食要缓慢，避免呛咳和误吸。

3. 坚持康复锻炼

掌握康复治疗的知识和功能锻炼的方法，帮助分析和消除不利于疾病康复的因素，落实康复计划，并与康复治疗师保持联系，根据康复情况及时调整康复训练方案。鼓励坚持锻炼，克服急于求成的心理，循序渐进，力争达到最佳康复效果。

4. 提高生活自理能力

鼓励尽量从事一些力所能及的家务劳动，不过度依赖他人，增强自我照顾能力，树立战胜疾病的信心。

5. 干预危险因素

养成健康生活方式，改变不良生活习惯。低盐、低脂、清淡饮食；控制体重，避免超重和肥胖；按时服药，控制好血压；应用抗血小板聚集药；戒烟酒；保持心理平衡，避免劳累、情绪激动、精神紧张等，降低脑卒中复发的危险性。

6. 观察不适症状

善于发现异常表现，一旦发现血压急剧升高、剧烈头痛、恶心呕吐、晕厥、面色及神志改变、肢体运动障碍等症状，应立即送往医院抢救治疗。脑卒中复发次数越多，病死率和致残率越高。

7. 适当心理安慰

因偏瘫、失语及肢体和语言功能恢复缓慢，日常生活需要依赖他人照顾等，脑卒中患者可产生焦虑、抑郁等心理问题。照护者应关心、尊重照护对象，鼓励其表达自己的感受，避免刺激和伤害的言行，耐心解答，适当安抚，及时鼓励，帮助其树立康复的信心。

 案例分析

谭先生处于脑卒中康复期，应继续按康复计划进行康复治疗，综合运用各种康复手段如物理疗法、针灸、言语训练等，促进运动、语言功能的恢复，提高生存质量。照护者应鼓励其生活自理，增强自我照顾能力；给予必要的生活协助，防止跌倒、烫伤、碰伤等意外发生；指导其养成健康的生活方式，低盐、低脂、均衡饮食；嘱其保持心理平衡；指导其遵医嘱应用抗血小板聚集药；注意观察其有无头痛、头晕及其他不适症状，及时发现脑卒中复发征象。

拓展训练

郑某，女性，70岁，有高血压病史10年。郑某于昨日晚间8点多突然跌倒，不能自行站立，无意识障碍，无面部偏瘫、言语不清，否认有糖尿病、冠心病等疾病。家人将其送至医院，急查头颅CT示左侧额颞顶叶脑出血，入院行血肿清除术，术后恢复顺利，但右侧下肢仍无力，走路跛行。作为照护者，应该采取哪些照护措施？

照护要点提示：1.康复治疗；2.防止意外受伤；3.养成健康的生活方式；4.观察不适症状；5.心理照护。

课题四
帕金森病照护

案例导入

王某，女性，67岁，3年前开始出现右上肢不自主抖动，行动迟缓，诊断为帕金森病，未规律服药治疗。近一年她感到上述症状加重，出现全身乏力及僵硬感，左上肢出现静止性震颤，步态异常，小步走，行走时身体往前冲，发生跌倒1次，近几天失眠，饮食尚可，但大便干结，经常忘记吃药。王某的家属工作忙，对其病不重视。你认为该照护对象存在的主要问题是什么？应该如何进行照护？

帕金森病又名震颤麻痹，是一种中老年常见的神经系统变性疾病，临床上以静止性震颤、运动迟缓、肌强直和姿势平衡障碍为特征，主要病理改变是黑质多巴胺能神经元变性和路易小体形成。

一、病因

目前，帕金森病的发病机制尚不明确，已有的研究表示年龄因素、遗传因素和环境因素的相互作用是帕金森病的主要致病原因之一。

1. 年龄因素

帕金森病多见于中老年人，60岁以上人口的患病率高达1%，而40岁以前发病者少，这提示衰老与发病有关。资料表明，随着年龄增长，正常成人脑内黑质多巴胺能神经元会渐进性减少，但只有当黑质细胞减少至15%~50%、多巴胺递质减少80%以上，临床上才会出现症状。65岁以上老年人中帕金森病的患病率并不高，因此年龄老化只是帕金森病发病的因素之一。

2. 遗传因素

帕金森病患者中 5%～10% 有家族史，包括常染色体显性遗传或隐性遗传，但大部分还是散发病例。遗传因素也只是帕金森病发病的因素之一。

3. 环境因素

流行病学调查结果发现，帕金森病的发生主要是因为有害物质侵害了大脑的神经元。环境中的某些物质如杀虫剂、除草剂或某些工业化学品，以及一氧化碳、煤气中毒等，均可能是帕金森病的病因之一。

4. 其他

除了年龄因素、遗传因素、环境因素外，吸烟、饮咖啡、脑外伤等也可能增加或降低罹患帕金森病的危险性。吸烟与帕金森病的发生呈负相关，这在多项研究中均得到了一致的结论。咖啡因也具有类似的保护作用。严重的脑外伤则可能增加患帕金森病的风险。此外，药物滥用与血管性病变（脑梗死或脑出血等）也可能会引起帕金森病。

总之，帕金森病是多个基因和环境因素相互作用的结果，是多种因素综合作用所形成的神经系统退行性疾病。

二、临床表现

帕金森病起病缓慢，进行性发展。

1. 静止性震颤

静止性震颤是帕金森病的首发症状，静止时明显震颤，动作时减轻，入睡后消失，故称为静止性震颤。静止性震颤多自一侧上肢远端开始，随病程进展，可逐渐涉及下颌、口唇、面部和四肢。

2. 肌强直

肌强直表现为屈、伸肢体时肌张力均增高，被动运动关节时始终阻力较大，类似弯曲软铅管的感觉，故称为铅管样肌强直。它与锥体束受损时的折刀样肌强直不同。

3. 运动迟缓

运动迟缓表现为开始的动作困难和缓慢，随意动作减少、减慢。例如，行走时起动和终止困难；双眼凝视和瞬目动作减少，面部表情呆板，笑容出现和消失缓慢，呈"面具脸"；手的精细动作难以完成，系鞋带、腰带等困难，写字越写越小，称为写字过小征。

4. 姿势步态异常

走路时上肢摆臂幅度减小，下肢拖曳，起动、转弯时步态障碍尤为明显。有时行走过程中全身僵住不能动弹，称为冻结现象。有时迈步后步碎、往前冲，越走越快，不能止步，称为慌张步态。

5. 非运动症状

帕金森病还可出现感觉障碍、睡眠障碍、自主神经功能障碍、精神障碍等表现，如嗅觉减退、失眠、便秘、多汗、流涎、性功能减退等。半数患者伴有抑郁症，15% ~ 30% 的患者晚期出现智力障碍。

三、诊断要点

帕金森病的诊断主要依据中老年发病，缓慢进展性病程，必备运动迟缓，及至少具备静止性震颤、肌强直或姿势平衡障碍中的一项，偏侧起病，对左旋多巴治疗敏感做出临床诊断。常规血、脑脊液检查多无异常，头部 CT、MRI 也无特征性改变。

四、治疗要点

帕金森病目前尚无根治方法，治疗应包括对运动症状和非运动症状的治疗，主要采用药物治疗和非药物的治疗性生活方式干预等措施。无论是药物治疗或手术治疗，均只能改善症状，不能有效阻止病情的发展，更无法治愈。因此，治疗不仅要立足当前，而且需长期管理，以达到长期获益。

1. 药物治疗

药物治疗是帕金森病最主要的治疗手段。适当的药物治疗可不同程度地减轻症状，并可减少并发症而延长生命，但不能完全控制疾病的进展，且都存在不良反应和长期应用后药效衰减的缺点。

（1）复方左旋多巴

复方左旋多巴是治疗帕金森病最基本、最有效的药物。多巴丝肼（美多巴）62.5 mg 口服，2 ~ 3 次 / 天，可视症状控制情况缓慢增加剂量和服药次数。

（2）抗胆碱能药

常用药物有苯海索（安坦），1 ~ 2 mg 口服，3 次 / 天。

（3）金刚烷胺

金刚烷胺 100 mg 口服，2 次 / 天，可与左旋多巴等药合用。

（4）多巴胺受体激动药

常用药物有普拉克索、吡贝地尔等。

2. 非药物的治疗性生活方式干预

非药物的治疗性生活方式干预能对帕金森病的治疗起到一定的辅助作用，如进行肢体运动、语言、进食等训练和指导，可改善生活质量，减少并发症。非药物的治疗性生活方式干预包括物理疗法、作业疗法、针灸、按摩、电刺激等治疗措施。其治疗原理是利用多种物理因素（如声、光、电、磁、水等）作用于患者机体表面，引起患者体内的生物学效应，从而维持和保护机体尚存在的活动功能，恢复受破坏的生理平衡，消除或减轻病症。

3. 手术治疗

早期药物治疗显效而长期治疗疗效明显减退者，或出现严重的症状波动异动症者可考虑手术治疗。需要强调的是，手术治疗可以明显改善运动症状，但不能根治疾病，术后仍需应用药物治疗，但可减少剂量。非原发性帕金森病的帕金森叠加综合征是手术的禁忌证。手术方法有立体定向神经核毁损术和脑深部电刺激术。

4. 干细胞移植和基因治疗

干细胞移植和基因治疗为帕金森病的最新疗法，尚在探索阶段。有临床实验显示，将异体胚胎中脑黑质细胞移植到患者的纹状体，可纠正多巴胺递质缺乏，改善帕金森病的运动症状，但此项技术存在供体来源有限及伦理问题。

五、照护重点

帕金森病患者的照护重点为提高生活自理能力、皮肤清洁、饮食与营养指导、运动指导、安全防护、遵医嘱用药、心理照护等。

1. 提高生活自理能力

鼓励多做力所能及的事情，如尽量自己完成洗漱、进食、沐浴、大小便料理等。功能障碍者可由他人协助完成上述事项，以满足生活需求。

2. 皮肤清洁

注意保持卫生，经常清洁皮肤，勤换衣服，勤洗澡。协助卧床者进行床上擦浴，特别是夏天出汗较多者；保持床单位整洁、干燥，定时翻身、拍背；做好骨突处保护，必要时应用气垫床，预防压疮发生。

3. 饮食与营养指导

注意均衡饮食，荤素搭配，供给高热量、优质蛋白、富含纤维素的食物。戒烟酒。主食以五谷类为主，多食新鲜蔬菜、水果。多饮水，每天 2 000 mL 以上。不宜给予过多的蛋白质，因为高蛋白饮食会降低左旋多巴类药的疗效。槟榔为拟胆碱能食物，可降低抗胆碱能药的疗效，也应避免食用。

进食方法：抬高床头，取坐位或半坐位。不催促、不打扰进食。咀嚼和吞咽功能障碍者选用稀粥、面片、蒸蛋等小块食物或黏稠不易反流的食物，少量多次吞咽，避免吃坚硬、滑溜及圆形的食物（如果冻）等。对进食困难、饮水呛咳的老年人，可选择鼻饲喂养或静脉输注营养物质。

经常监测营养状况，评估进食量、食品组成、体重变化等情况。发现营养不足，及时就医解决。

4. 运动指导

由于疾病及自身体能减退，帕金森病患者运动能力衰退明显。帕金森病患者应选择适宜的锻炼方式及运动量，目的是防止和推迟关节强直与肢体挛缩，维持身体灵活性，增加肺活量，保持并增强自我照顾能力。早期可进行如做体操、打太极拳、散步等锻炼，保持身体和各关节的活动强度和最大活动范围。起坐困难者应反复多次练习起坐动作；起步困难者可在脚前放置一个小的障碍物作为视觉提示以帮助起步，也可使用有明显节拍的音乐作为听觉提示以练习走路。步行时两腿尽量保持一定距离，双臂摆动，以增加平衡；转身时要以弧线形式前移，不要在原地转弯。照护者在协助照护对象行走时，勿强行拉着向前行走。当感到脚粘在地上时，可先向后退一步再向前走。晚期卧床不起者，应协助活动关节，按摩四肢肌肉。

5. 安全防护

提供生活便利，防止自伤、跌倒、坠床、烫伤、坠楼等意外发生。例如，避免使用液化气炉灶，选用不易打碎的碗、水杯和汤勺，避免使用玻璃制品、陶瓷制品等。卫生间配备高位坐厕、带扶手的高脚椅等以便于起坐。行动笨拙者使用手杖，不独自上下楼梯。走道配有扶手，床铺靠墙，床的高度适中，避免发生跌倒、坠床。避免拿热水、热汤，谨防烫伤。有智力障碍者需专人陪护，在能监控到的区域活动以便于观察。

6. 遵医嘱用药

帕金森病需要长期或终身服药治疗，照护者必须了解用药原则、剂量、用法、服药注意事项、不良反应及配伍禁忌。用药从小剂量开始，逐步缓慢加量直至有效维持。避免漏服、错服及自行增减或停药，尤其在意识障碍、吞咽困难或需手术时，不可突然停药，避免恶性综合征的发生。服药期间避免使用维生素 B_6、利血平、氯丙嗪、奋乃静等药物，以免降低疗效或导致直立性低血压。

7. 心理照护

帕金森病患者有震颤、流涎、面肌强直等身体形象改变和言语障碍，生活依赖他人，往往容易产生自卑、暴躁、忧郁、焦虑、绝望等心理，进而拒绝参加社交活动。照护者应鼓励照护对象保持良好的心态，倾听其感受并给予正确引导，使其接受目前的状态并设法改善；鼓励照护对象多与他人交往，不要孤立自己；嘱家属关心、体贴照护对象，多鼓励少指责，减轻其心理压力。

 案例分析

王女士 3 年前出现右上肢不自主抖动，渐进性行动迟缓，诊断为帕金森病，但没有规律服药，家属没有引起足够的重视，可见王女士及家属对帕金森病的认识不足。王女士现病情逐渐加重，照护者需要对其进行全面的健康评估，根据评估结果对家属进行健康教育和照护指导，提高家属对帕金森病的认知。作为照护者，应做好生活照护和安全防护，关注王女士心理状态，督促其严格遵医嘱坚持长期合理用药，减缓病情及并发症加重的速度。

拓展训练

张某，男性，65 岁，于 5 年前出现右手写字时颤抖，静止时也出现颤抖，家人发现其行走时右腿颠簸，后来右手颤抖逐渐加重，并感右上肢有僵硬感。近 1 年内，家属发现张某步态异常，步距偏小，行走时身体前冲，容易向前跌倒，转身缓慢，说话语调偏低，此后逐渐出现全身乏力及僵硬感，左上肢出现静止性震颤。作为照护者，应该采取哪些照护措施？

照护要点提示：1. 时刻陪护，做好生活照护；2. 做好安全照护，防止跌倒等意外受伤；3. 指导按时服药；4. 观察不适症状及并发症。

课题五
阿尔茨海默病照护

案例导入

　　唐某，女性，72 岁，2 年来家人发现其记忆力减退，经常丢三落四、在家找不到自己放置的东西、忘记熟人的名字，经提醒有时能回忆起来，有时回忆不起来；远记忆力不受影响，年轻时的事情能清晰回忆；做家务能力基本不受影响，但做饭偶尔会忘记放盐，也有时会烧糊饭。唐某的上述症状呈进行性加重。由于家人工作忙，经常让其一人在家，唐某情绪低落、多虑失眠。作为照护者，你认为该照护对象存在的主要问题是什么？应该如何进行照护？

　　阿尔茨海默病（AD）是发生于老年和老年前期，以进行性认知功能障碍和行为损害为特征的中枢神经系统退行性病变，临床上表现为记忆障碍、失语、失用、失认、视空间技能损害、抽象思维和计算能力损害以及人格和行为改变等。阿尔茨海默病是老年期最常见的痴呆类型，占老年期痴呆的 50% ~ 70%。65 岁以前发病者称为早老性痴呆，65 岁以后发病者称为老年性痴呆。

一、病因

　　阿尔茨海默病的病因迄今未明。该病可能是一组异质性疾病，在多种因素（包括生物和社会心理因素）的作用下才发病。从目前研究来看，可能引起该病的因素和假说多达 30 余种，如家族史、头部外伤、甲状腺病、母育龄过高或过低、病毒感染、免疫系统进行性衰竭、机体解毒功能削弱、慢病毒感染，以及低教育水平、丧偶、独居、经济困难、生活颠簸等社会、心理因素均可成为发病诱因。

二、临床表现

阿尔茨海默病起病缓慢或隐匿，持续进行性发展，主要表现为认知功能减退和非认知性神经精神症状。阿尔茨海默病可分为痴呆前阶段和痴呆阶段。

1. 痴呆前阶段

痴呆前阶段分为轻度认知功能障碍发生前期和轻度认知功能障碍期。此阶段没有任何认知障碍的临床表现或者仅有极轻微的记忆力减退主诉，客观的心理学检查正常，学习和保存新知识的能力下降，其他认知域如注意力、语言能力和视觉空间能力也可出现轻度受损，不影响日常的生活能力。

2. 痴呆阶段

痴呆阶段即传统意义上的阿尔茨海默病，此阶段患者认知功能损害导致日常生活能力下降。痴呆阶段根据认知损害的程度可分为轻、中、重三期。

（1）轻度

表现为记忆力减退，对近事遗忘突出；判断力下降，不能对事件进行分析、思考、判断，难以处理复杂的问题；工作或家务劳动漫不经心，不能独立进行购物、处理经济事务等，社交困难；尽管仍能做些熟悉的日常工作，但对新的事物表现出茫然难解；情感淡漠，偶尔激惹，常有多疑；出现时间定向障碍，对所处的场所和人物能做出定向，对所处的地理位置定向困难，复杂结构的视空间能力差；言语词汇少，命名困难。

（2）中度

表现为远近记忆严重受损，简单结构的视空间能力下降，时间、地点定向障碍；在处理问题、辨别事物的相似点和差异点方面有严重损害；不能独立进行室外活动，在穿衣、个人卫生以及保持个人仪表方面需要帮助；不能计算；出现各种神经症状，可见失语、失用和失认；情感由淡漠变为急躁不安，常走动不停，可见尿失禁。

（3）重度

表现为完全依赖他人，严重记忆力丧失，仅存片段的记忆；日常生活不能自理，大小便失禁，呈现缄默、肢体僵直。查体可见锥体束征阳性，有强握、摸索、吸吮等原始反射。最终昏迷，一般死于感染等并发症。

三、诊断要点

阿尔茨海默病的临床诊断依据是患者及家属提供的详细病史、神经科查体和神经心理功能检查，此外还应进行其他检查，包括血液学、CT 和 MRI 等检查排除痴呆的其他病因。临床诊断的准确率可达 85% ~ 90%，最后确诊依赖于病理性检查。

四、治疗要点

针对改变神经递质的药物治疗以及其他非药物治疗和照护，均能减轻阿尔茨海默病患者的病情，同时延缓病情的发展。

1. 生活照护

有效的生活照护能延长阿尔茨海默病患者的生命，改善其生活质量，并能防止压疮、肺炎等并发症以及摔伤、外出迷路等意外的发生。

2. 非药物治疗

非药物治疗包括职业训练、认知康复治疗、音乐治疗等。

3. 药物治疗

（1）改善认知功能

改善认知功能的目的在于延缓疾病进展。胆碱酯酶抑制剂是目前用于改善轻中度阿尔茨海默病患者认知功能的主要药物，按药理作用可分为作用于神经递质的药物、脑血管扩张剂、促脑代谢药等类，各类之间的作用又互有交叉。

（2）控制精神症状

很多阿尔茨海默病患者在疾病的某一阶段会出现精神症状，如幻觉、妄想、抑郁、焦虑、激惹、睡眠紊乱等，可给予抗抑郁药和抗精神病药，如帕罗西汀、氟西汀、舍曲林、利培酮、奥氮平等。这些药物的使用原则是：①低剂量起始；②缓慢增量；③增量间隔时间稍长；④尽量使用最小剂量，短期使用；⑤治疗个体化；⑥注意药物间的相互作用。

4. 支持治疗

重度者自身生活能力严重减退，常导致营养不良、肺炎、尿路感染、压疮等并发症，应加强支持治疗和对症治疗。

五、照护重点

阿尔茨海默病患者的照护重点为发挥能力与长处、规律作息、饮食指导、心理照护、安全防护等。

1. 发挥能力与长处

疾病虽然夺去了阿尔茨海默病患者的部分生活能力，但其仍有许多其他的能力，如能洗脸、会扫地、会拔草、会唱歌、会说话等。照护者应把焦点放在照护对象会做的事务上，鼓励其尽量去做一些力所能及的事情。

2. 规律作息

鼓励照护对象尽量参与家务及家庭聚会，有机会贡献自己、认识到自己的价值，每天散步、晒太阳有助于改善情绪、生理时钟及夜间睡眠质量。

3. 饮食指导

尽量和家人一起用餐，选择营养丰富、清淡利口的食物，保证吃饱吃好，避免对身体有伤害的食物，如食物过热引起烫伤，过冷引起肠胃不适，鱼刺、肉骨卡喉等。

4. 心理照护

增强照护对象战胜疾病的信心和勇气，根据照护对象条件，找到适合的日常活动并鼓励其积极参与。

5. 安全防护

在安全的前提下，鼓励照护对象做想做的事。防止走失，外出时要有家人陪伴，随身携带身份信息及与家人联系的方式。防止摔倒，尽量在熟悉的地方活动，房间、卫生间的地面不可有水，选择合适的鞋子及裤子，卧室内灯光明亮，便于夜间走动。不可独自在家，避免发生触电、火灾、煤气中毒等意外。

 案例分析

2年前唐女士的家属已发现其记忆力减退，影响到生活质量且出现了心理问题，但家属没有引起足够的重视，让其独自在家，说明家属对阿尔茨海默病认识不足。照护者需要对唐女士进行全面的记忆障碍及生活能力评估，根据评估结果，对唐女士及家属进行健康教育和照护指导，提高家属对疾病的认知水平。照护者要协助做好唐女士的生活及安全照护，防止走失、意外伤害等发生；同时做好心理疏导，鼓励其保持乐观、积极的心态对抗疾病。

拓展训练

刘某，女性，75岁，教师，3年前出现记忆力减退，老伴发现其经常重复问一些问题，并总在找东西，经常忘记钱放在哪里，有时觉得别人偷了自己的钱，同时睡眠较差。刘某曾于外院诊断为记忆障碍、老年性精神障碍及焦虑，应用过盖非、舍曲林、舒必利、佳静安定等治疗，症状未见明显好转，3个月前上述症状加重，现已不会使用洗衣机，做饭能力逐渐下降，有时会误食调料。作为照护者，应该采取哪些照护措施？

照护要点提示：1.监测记忆障碍程度；2.遵医嘱按时服用药物；3.日常生活照护，帮助饮食、如厕、活动等，时刻陪护，防止意外受伤；4.关好门窗，避免私自外出；5.随身携带信息卡，放于醒目处，一旦走失便于联系。

模块七
运动系统常见疾病的照护

运动系统由骨、关节、肌肉、肌腱、滑膜、神经、血管、淋巴等组织和器官组成，主要功能是运动，还有支持、维持身体姿态和保护脏器的功能。运动系统常因损伤导致骨折，常见疾病有骨关节炎、椎间盘突出症等。

➕ 学习目标

◆ 掌握骨折、骨关节炎、椎间盘突出症的临床特点及照护要点，掌握人工关节置换术康复期的照护要点，能够为照护对象提供科学合理的照护措施。

◆ 熟悉骨折、骨关节炎、椎间盘突出症的治疗要点，熟悉人工关节置换术的定义。

◆ 了解骨折、骨关节炎、椎间盘突出症的病因及发病相关因素，了解人工关节置换术的手术要素。

课题一
骨 折 照 护

案例导入

李某，女性，34岁，上班路上骑电瓶车时与其他车相撞而摔倒在地，右手臂撑地，当时即感右上臂疼痛难忍，不能活动。好心人将其急送至医院就诊，X线示肱骨干骨折，无移位。医生给予石膏固定，用吊带托起，嘱回家修养。李某因无法上班而焦虑，担心工资受影响。作为照护者，你认为该照护对象目前存在的主要问题是什么？应该如何进行照护？

骨折是指骨的完整性和连续性中断。骨折可由创伤和骨骼疾病引起，其中创伤性骨折多见。根据骨折的程度和形态，可将骨折分为完全骨折和不完全骨折。完全骨折按骨折线的方向及形态可进一步分为横形骨折、斜形骨折、螺旋形骨折、粉碎性骨折、压缩骨折、嵌插骨折等，不完全骨折按形态可分为裂缝骨折、青枝骨折等。

一、病因

1. 直接暴力

暴力直接作用于骨骼导致骨折，常伴有软组织的损伤。

2. 间接暴力

暴力通过传导、杠杆、旋转和肌肉收缩等方式使受力点以外的骨骼发生骨折，如跌倒时手掌撑地，暴力可向上传导导致桡骨骨折。

3. 疲劳性骨折

长期、反复的直接或间接外力可导致某一特定部位骨折，如长途行军易致跖骨及腓骨下 1/3 骨干骨折。

4. 病理性骨折

骨质由于某些疾病遭到破坏，轻微外力作用即可发生骨折，称为病理性骨折，如骨肿瘤所致的病理性骨折。

二、临床表现

骨折后局部可表现为疼痛和压痛，患肢肿胀，出现功能障碍，皮肤呈紫色、青色或黄色，压力大者可出现张力性水疱。骨折的特有体征包括肢体畸形、反常活动、出现骨擦音或骨擦感等。严重骨折和多发性骨折可导致休克甚至死亡。

三、诊断要点

外伤后出现骨折的临床表现，结合辅助检查可确诊。最常用的方法是 X 线检查，可了解骨折的部位、类型、有无移位等，对骨折的诊断和治疗具有重要价值。

四、治疗要点

1. 现场急救

在现场急救时，如果怀疑有骨折，应妥善固定，以防止骨折断端活动。固定物可以是夹板，也可以是就地取材的木板、木棍或树枝等。

2. 复位

采用手法复位或切开复位，使移位的骨折段恢复正常或接近正常的解剖关系，重建骨支架。切开复位可加重软组织损伤，适用于手法复位失败、并发血管或神经损伤、多处骨折等。

3. 固定

固定是指将骨折断端维持在复位后的位置直至骨折愈合，常用的方法有外固定和内固定。外固定使用的工具有小夹板、石膏绷带、外展支具、持续牵引、外固定器等。内固定是指切开复位后使用内固定物如接骨板、螺丝钉、髓内钉和加压钢板等，将骨折段固定在解剖位置，需要二次手术取出内固定器材。

4. 功能锻炼

在不影响固定的情况下，尽早进行患肢功能锻炼，恢复肌肉、肌腱、韧带、关节囊等软组织的活动，同时可预防坠积性肺炎、下肢深静脉血栓形成、关节僵硬、肌肉挛缩等并发症。

五、照护重点

骨折的愈合是一个漫长的过程，应做到固定牢固、减轻疼痛、协助功能锻炼、提高生活自理能力、预防并发症等。

1. 固定牢固

骨折后有的手术进行内固定，有的则行石膏或牵引进行外固定。对于外固定者，注意保持有效固定或牵引，观察局部肢体血液循环，防止压疮、水疱等皮肤损伤。

2. 减轻疼痛

造成疼痛的原因有很多，骨折的创伤、伤口感染、搬动不当等均可引起疼痛。应观察伤口恢复情况，及时发现伤口感染等异常；轻柔搬动肢体，避免动作粗暴。疼痛较轻时，可鼓励其听音乐、看电视等转移注意力，或采用局部冷敷、抬高患肢来减轻水肿等以缓解疼痛，严重时可告知医护人员给予镇痛药。

3. 协助功能锻炼

骨折复位后，遵医嘱将患肢维持于固定体位，保持关节功能位。在保证牢固固定的前提下，协助进行患肢功能锻炼，早期做肌肉等长舒缩运动，两周后配合器械或支架辅助锻炼，增加运动范围和强度。待外固定支具拆除后，协助增大关节活动范围，加强肌力锻炼，并配合理疗、按摩、针灸、药物熏洗等促进恢复。

4. 提高生活自理能力

在患肢固定制动期间，协助完成进食、进水、排便、翻身等，鼓励进行力所能及的活动。

5. 预防并发症

骨折愈合过程缓慢，注意观察有无并发症，如压疮、下肢深静脉血栓、关节僵硬、损伤性骨化、创伤性关节炎、急性骨萎缩、缺血性骨坏死、缺血性肌挛缩、感染等。若有异常表现如疼痛、关节活动障碍等，及时告知医护人员。

案例分析

李女士因外伤导致肱骨干骨折，用石膏给予外固定治疗。为促进李女士骨折愈合，照护者应注意患肢制动，用吊带托起其患肢，以促进静脉回流，减轻肢体肿胀疼痛；协助其尽早进行功能锻炼，手指做屈伸运动，上臂肌肉做主动伸缩运动，但禁止做上臂旋转运动；2~3周后，指导其进行腕、肘关节屈伸运动及肩关节外展、内收运动，逐渐增加运动量和活动频率；6~8周后，指导其加大运动量，做肩关节旋转运动。李某是在上班路上受的伤，可向单位申请工伤，不会影响工资收入，让其安心养病，并按时到医院复查，直至完全愈合。

拓展训练

王某，男性，72岁，丧偶，子女在外地工作，长期独居，平时生活可以自理，今日外出购物时不慎滑倒，感到右下肢疼痛难忍。好心人将其送到医院，确诊为股骨颈骨折，医生建议行髋关节置换术。作为照护者，应该如何进行照护？

照护要点提示：1.做好生活照护；2.观察疼痛程度，及时通知医护人员；3.按时进行功能锻炼；4.观察有无并发症表现；5.执行人工关节置换术康复期照护要点。

课题二
骨关节炎照护

案例导入

王某，女性，74岁，平时不爱活动，喜欢安静，6年前出现双膝关节慢性疼痛，开始能忍受，所以没有去医院检查，近2年疼痛越来越重，在子女劝说下去医院就诊，医生诊断为骨关节炎，给予路盖克口服。王女士服用药物后，开始止痛效果较好，后来止痛效果越来越不明显，而且出现恶心、头痛等症状，故停药。王女士近1周疼痛加剧，晚上不能入眠，走路越来越困难，起床、如厕时不能自由蹲起。她担心影响子女工作，强忍着不去看病。作为照护者，面对此情况应该如何处理？

骨关节炎是一种退行性病变，是以关节软骨退化损伤、关节边缘和软骨下骨反应性增生为主要表现的疾病。

一、病因

骨关节炎的病因不详，与年龄过大、肥胖、劳损、创伤、职业性过度使用等因素有关，好发于负重关节及活动量较多的关节，如颈椎、腰椎、膝关节、髋关节等。过度负重或使用这些关节，均可促进骨关节退行性病变的发生。

二、临床表现

骨关节炎的主要症状为关节疼痛，休息后出现疼痛，活动片刻可缓解，但活动过多后疼痛又加剧；关节僵硬，常出现在早晨起床时或关节长时间保持一定体位后。骨关节炎查体可见关节肿胀、压痛，活动时有摩擦感或出现"咔嗒"声，病情严重者可出现肌肉萎缩及关节畸形。

三、诊断要点

骨关节炎依据病史、临床表现及辅助检查进行诊断。辅助检查 X 线可显示关节间隙不等宽、关节处骨质疏松、骨质增生、关节膨大、骨赘形成等。CT 可显示关节骨质增生、关节内的钙化和游离体。关节液检查常为清晰、微黄、黏稠度高。

四、治疗要点

骨关节炎的治疗要点是减少关节负重和过度大幅度活动，延缓病变进程。可使用拐杖或手杖，以减轻关节的负担。理疗及适当锻炼可保持关节的活动范围。症状严重者可使用消炎镇痛药，但不宜长期使用。口服硫酸氨基葡萄糖能缓解症状，改善功能，可长期服用。晚期病例可行人工关节置换术。

五、照护重点

骨关节炎患者的照护重点是减轻疼痛、运动指导、安全防护、人工关节置换术康复期照护。

1. 减轻疼痛

经常评估疼痛程度，评估时常用 10 分法。对于 3 分以下能耐受、不影响睡眠的疼痛，可采用转移注意力、深呼吸等方法来减轻疼痛；对于 4 分以上的疼痛，可根据医嘱协助口服消炎镇痛药或外喷药物止痛。

2. 运动指导

骨关节炎的疼痛特点是不活动即疼痛，活动后可缓解，但又要避免活动过度。骨关节炎患者应经常锻炼，如散步、打太极拳、做八段锦等，既可活动关节，又可防止肌肉萎缩，锻炼呼吸功能。

3. 安全防护

骨关节炎患者活动多有不便，走路不稳，因此在起床、蹲坐、走路等活动过程中一定要动作缓慢，稳起稳坐；走路时可使用手杖、拐杖等辅助用具，必要时给予协助，防止发生跌倒等意外。

4. 人工关节置换术康复期照护

严重骨关节炎影响功能时，可考虑行人工关节置换术。照护重点可参照本模块"课题四　人工关节置换术康复期照护"相关内容。

案例分析

　　王女士确诊为骨关节炎多年，病情越来越重，已经严重影响生活质量，应该立即就医治疗。作为照护者，可将情况先告诉其子女，在他们的配合下说服王女士立即就医。照护的重点是生活照护、保证安全，观察疼痛程度，病情好转后协助进行适度锻炼。如果王女士行人工关节置换术，则应做好相应的康复期照护。

拓展训练

　　李某，男性，68岁，1年前开始出现双膝关节疼痛，晨起抬腿困难，稍活动后好转方能下床。李某近1个月疼痛加剧，去医院检查，CT显示关节退行性病变、骨质增生、关节内钙化灶。医生给予扶他林喷剂，嘱口服硫酸氨基葡萄糖，但效果不佳。他心里着急，担心生活质量下降，出现消极、埋怨情绪。针对此情况，作为照护者应该如何处理？

　　照护要点提示：1.按时服药，观察疼痛程度，达到能耐受为目标；2.提供生活照护，防止受伤；3.此病恢复不佳，做好心理疏导；4.必要时行人工关节置换术。

课题三
椎间盘突出症照护

案例导入

冯某，男性，34岁，办公室职员，长时间在计算机前工作。最近1个月他出现左侧手臂麻木感，未在意，也未做任何处理，但症状越来越重，近几天出现疼痛，晚上不能入睡。作为照护者，应该如何进行照护？

脊椎是人身体的支柱，起着负重、减震、保护、运动等功能。脊椎共33块，包括7块颈椎、12块胸椎、5块腰椎、5块骶椎和4块尾椎。相邻的两个椎体都有椎间盘相连。椎间盘由髓核、纤维环和椎体上、下软骨板共同组成。椎间盘突出症是临床上较常见的脊柱疾病之一，按发病部位分为颈椎间盘突出症（简称颈椎病）、胸椎间盘突出症和腰椎间盘突出症（简称腰椎病）。

一、病因

当椎间盘各组成部分尤其是髓核发生不同程度的退行性病变后，在外界因素的作用下，椎间盘的纤维环破裂，髓核组织从破裂之处突出（或脱出）于后（侧）方或椎管内，从而导致相邻的组织（如脊神经根和脊髓等）受到刺激或压迫，出现颈、肩、腰、腿痛、麻木等一系列临床症状。

二、临床表现

椎间盘突出的位置不同，临床表现也各异。

颈椎病主要表现为后颈部疼痛、僵硬、活动受限，上肢无力，有放射性疼痛或麻木。颈椎可出现臂丛牵拉试验阳性。

腰椎病主要表现为腰痛，向下肢放射，伴麻木感，可出现间歇性跛行，部分可出现大小便障碍。病变脊椎旁可有深压痛、叩痛，局部活动障碍。受损部位神经根支配区皮肤感觉异常、肌力下降、肌肉萎缩和反射异常等。腰椎可出现直腿抬高试验阳性。

三、诊断要点

椎间盘突出症根据临床表现，结合辅助检查诊断不难。辅助检查主要为 X 线、CT 和 MRI，可显示病变部位及程度，如有无脊椎侧突、狭窄，椎间盘突出的大小和方向，韧带是否增厚，椎管形态及神经根和脊髓受压情况等。

四、治疗要点

1. 非手术治疗

非手术治疗为椎间盘突出症的基本疗法，适用于初次发作、病程较短、经休息后明显缓解、影像学检查无严重突出者，80% ~ 90% 可治愈。非手术治疗包括以下几方面。

（1）卧床休息，活动佩戴颈围、腰围

卧床休息，活动佩戴颈围、腰围，可减少椎间盘承受的压力，限制脊椎过度活动，缓解脊柱旁肌肉痉挛引起的疼痛，且不影响日常生活。

（2）牵引

牵引可解除肌肉痉挛，增大椎间隙，减少椎间盘压力，使滑膜复位，减轻对神经、血管的压迫和刺激。牵引重量根据病情而定，疗程要足够。

（3）推拿

推拿可减轻肌肉痉挛，改善局部血液循环。注意，推拿要由专业推拿人员完成。

（4）理疗

理疗包括热疗、磁疗、超声疗法等，可改善局部血液循环、松弛肌肉、消炎止痛。

（5）药物治疗

皮质激素可减轻神经根周围的炎症与粘连，可与利多卡因联合应用行硬膜外注射。疼痛严重影响睡眠者，可配合应用镇静止痛药。

2. 手术治疗

经非手术治疗无效者，或出现明显脊髓压迫症状，影像学表现有明显的椎间盘突出或椎管狭窄者，需进行手术治疗。手术方式由临床表现、影像学表现以及医师经验决定，包括开窗减压、髓核摘除、椎板切除、椎管成形、突出椎间盘摘除、椎间植骨融合术等。

五、照护重点

椎间盘突出症患者的照护重点为保持正确姿势、注意休息、提高生活自理能力、正确佩戴支具、功能锻炼、预防并发症、心理照护等。

1. 保持正确姿势

有脊椎病变者日常生活中注意保持正确姿势，纠正不良坐姿、站姿等。例如，保持颈部正直、微微前倾，不要扭转、倾斜；工作时间超过 1 小时要休息几分钟，做做运动或按摩。尽量减少负重，搬运重物时采取正确的姿势。坐位时使用靠背垫。

2. 注意休息

卧床休息可减轻体重对椎间盘的压力，缓解疼痛。急性发作时应卧床休息，限制活动量。疼痛影响睡眠者，遵医嘱口服镇静止痛剂，保证睡眠质量。

一般选择硬板床，不要睡弹簧床，以保护脊椎。枕头软硬、高度适宜，以 15°～30° 为宜。睡眠时协助上下床、摆好舒适体位等。颈椎病患者取平卧位时颈部稍前屈，侧卧位时枕与肩宽同高。行手术者翻身一定要保持头、颈、躯干呈一条直线，防止发生躯干弯曲。

3. 提高生活自理能力

协助完成生活自理，如进食、洗漱、如厕等。

4. 正确佩戴支具

椎间盘突出症患者下床活动时，需根据病变部位选择颈围、腰围或胸部支具等，以限制脊椎的屈伸活动，加强稳定性。

5. 功能锻炼

行手术治疗者术后遵医嘱继续行功能锻炼，早期进行肢体的主动、被动运动，促进血液循环，预防肌肉萎缩、关节僵硬、下肢深静脉血栓形成等。方法为按摩、活动各关节、主动屈伸、直腿抬高锻炼、腰背肌锻炼、行走训练等。

6. 预防并发症

（1）脊髓或神经管损伤

注意观察肢体感觉和运动情况，发现加重表现应立即就诊，以防止脊髓或神经管损伤。

（2）肌肉萎缩和关节僵硬

鼓励定时做四肢主动活动，以增强肢体肌肉力量。肢体不能活动者，协助做各关节的被动运动，如按摩、抬放肢体、屈伸旋转各关节部位等，以防止肌肉萎缩和关节僵硬。

（3）跌倒或烫伤等意外损伤

有肢体麻木、肌力下降者，容易摔落物品或发生跌倒，照护者应告知其不要擅自做危险动作，如倒开水等，以防止烫伤；要穿平跟鞋，走路慢稳等，以防止步态不稳发生跌倒。

（4）下肢深静脉血栓形成

椎间盘突出症患者若卧床时间长、运动少，容易发生下肢深静脉血栓。照护者应告知照护对象卧床期间多进行床上活动，主动做踝泵运动、直腿抬高锻炼等。

7. 心理照护

椎间盘突出症治疗周期长，容易反复，术后恢复可能需要数月，照护者应鼓励照护对象保持乐观心态，增强治疗信心。

 案例分析

根据冯先生长期从事伏案工作，以及上肢出现感觉异常、疼痛的临床表现，可初步判断其可能患有颈椎病。照护者应嘱其去医院检查，做颈部 CT 或 MRI 以确定病变的性质及程度，根据病情行非手术治疗或手术治疗。

拓展训练

　　李某，男性，54 岁，最近半年经常出现腰痛，劳累后加重，休息后缓解，未予以重视。李先生 1 天前搬重物，突然腰部剧烈疼痛，不敢移动，家人急送医院就诊，行 CT 检查显示为腰椎退行性病变，L1 ~ 2、L2 ~ 3、L3 ~ 4 椎间盘膨出，伴椎管狭窄。医生建议手术治疗，但李某因担心手术后不能负重一直不接受，目前在康复中心进行牵引、烤灯等治疗。作为照护者，应该如何进行照护？

　　照护要点提示：1. 急性期卧床休息；2. 提供生活照护；3. 平时活动注意保持正确姿势，必要时戴腰围；4. 按时去康复中心进行牵引、烤灯治疗，保证疗程；5. 关注心理状况，及时疏导焦虑、急躁等不良情绪；6. 及时到医院复诊，根据病情调整治疗方案，必要时采取手术治疗。

课题四
人工关节置换术康复期照护

案例导入

李某，女性，75岁，15年前双膝关节出现疼痛，活动时加剧，医生给予对症处理，但症状反复，病情逐渐加重。3个月前李某膝关节疼痛剧烈，右腿活动受限，入院诊断为骨关节炎，行右侧膝关节置换术，术后右侧膝关节仍疼痛、活动受限，她比较着急，后悔手术。作为照护者，你认为该照护对象存在的主要问题是什么？应该如何进行照护？

人工关节置换术是指根据人体关节的形态、构造及功能，运用金属、高分子聚乙烯等材料制成人工关节假体，通过外科手术植入人体内代替患病关节的功能，从而减轻疼痛，达到维持关节功能的目的。人工关节置换术包括髋关节、膝关节、踝关节、手指关节、脚趾关节等关节置换术，目前膝关节置换术和髋关节置换术是人工关节置换术中最常见的两类手术。

一、人工关节置换术的适应证

人工关节置换术主要用于终末期关节疾病，如严重的骨关节炎、类风湿性关节炎、创伤性关节炎、发育畸形、骨关节肿瘤、股骨头坏死、股骨颈骨折等。

股骨颈骨折是老年人行髋关节置换术最主要的原因之一。股骨颈骨折的常见原因有：①暴力因素，分为间接暴力因素和直接暴力因素，车祸撞击、暴力击打、跌倒等都会造成严重骨折；②身体因素及其他，与骨质量等有关。年老体弱者骨质疏松导致骨质量下降时，轻微暴力即可发生骨折。

以上疾病符合以下标准才适宜进行人工关节置换术：①有关节面骨和软骨破坏

的影像学改变；②有中度到重度的持续性疼痛；③经过至少半年的保守治疗，疼痛和功能障碍无改善；④能够积极配合治疗，有良好的依从性。

随着生物材料的进步、手术技术的不断提高，各种假体设计日趋完善，年龄已经不是人工关节置换术的决定因素。由于人们对生活质量要求的不断提高，越来越多的高龄人群和年轻人因为严重的关节疾病而接受人工关节置换术。

二、人工关节置换术的手术要素

人工关节置换术的主要目的是缓解关节疼痛，纠正关节畸形，恢复关节功能，提高生活质量。成功的人工关节置换术需要具备以下四个要素。

1. 严格的适应证

人工关节置换术虽然取得了很大进步，但对于年轻人活动量大、长期使用的要求仍难以满足；对于伴有其他器官严重疾患的高龄患者，或者难以配合医生进行早期关节功能康复者，均不适宜进行人工关节置换术。

2. 成熟的手术操作技术

人工关节置换术对医生的手术操作技术要求很高。医生必须具备扎实的理论基础、丰富的临床经验和熟练的操作技术，才能达到关节安装准确、假体稳定性好、能恢复关节的正常运动功能等手术效果。

3. 假体的选择

人工关节假体种类繁多，医生应熟知各种假体的特性，根据患者情况选择合适的假体。要摒弃"越贵越好，越新越好"的观念。

4. 围手术期管理

人工关节置换的成功，是一个团队共同努力的结果。手术医生、麻醉师、护士、康复师、照护人员均发挥着重要的作用。术前准备、麻醉实施、手术操作、术后治疗照护、康复训练等各个环节均需要采用标准化处理流程，才能保证手术的安全性和成功率。

三、康复期照护重点

处于人工关节置换术康复期的患者，其照护重点为取合适体位、功能锻炼、早期下床活动、防止意外受伤、观察不适症状等。

1. 取合适体位

根据手术部位及时间决定术后体位，保持关节功能位。人工髋关节置换术后应保持患肢外展中立位，人工膝关节置换术后应保持膝关节屈曲 10°，两侧可放置沙袋以保持中立位等。

2. 功能锻炼

早期进行康复训练，避免出现关节僵硬、肌肉萎缩、下肢深静脉血栓形成等并发症。术后麻醉作用消失后，进行足趾和踝关节的跖屈背伸运动，并行股四头肌等长收缩运动，每天 3 次，每次 20 ~ 30 下。鼓励主动运动。术后 2 ~ 3 周内根据个人情况制订相应的康复计划。人工髋关节置换术后练习髋关节外展运动，扶拐下地后训练站立负重；人工膝关节置换术后练习主动屈伸运动，侧卧时患肢在上、健肢在下。

3. 早期下床活动

由于术后疼痛、担心假体功能等，很多患者不敢下床活动。早期下床活动有利于呼吸功能、胃肠功能、关节功能恢复，可预防血栓形成等并发症，因此在医生进行全面评估、病情允许后，应鼓励早期下床活动。

4. 防止意外受伤

行康复训练时，应有人在旁陪护，防止跌倒。避免迅速改变体位而导致关节脱位。人工髋关节置换术后 3 个月内康复训练及日常活动时，避免曲髋大于 90°；人工膝关节置换术后 3 个月内康复训练及日常活动时，下肢内收超过身体中线，避免盘腿、跪坐、下蹲等动作。活动场所应设有安全措施，卫生间安装扶手、呼叫器等，以保证安全。

5. 观察不适症状

观察肢体是否出现红肿热痛、有异常液体等感染症状。一旦发现关节不能活动、疼痛、双下肢不等长等情况，应立即去医院治疗。

 案例分析

> 李女士为老年人，膝关节置换术后 3 个月关节仍疼痛、活动受限，说明其关节功能没有完全恢复，李女士应定期到医院复诊，查明疼痛、活动受限的原因。李女士如果没有感染、人工关节假体异常，只是单纯疼痛，照护者可进行止痛处理，随后嘱其继续进行关节康复训练；摆放合适体位，保持关节功能位；术后 3 个月内为避免关节脱位，禁止做高位动作，如跪腿、跪坐等。针对李女士出现的焦虑，照护者应给予耐心解释，说明术后恢复是一个漫长的过程。

拓展训练

周某，女性，75 岁，雨后外出滑倒导致股骨颈骨折，送医院救治。经查体，确诊周某为合并骨关节炎，行人工髋关节置换术。作为照护者，对周某术后应该采取哪些照护措施？

照护要点提示：1. 取合适体位；2. 功能锻炼；3. 鼓励早期下床活动；4. 时刻陪护，防止意外受伤；5. 观察不适症状。

模块八
皮肤常见疾病的照护

　　皮肤覆盖于机体最表面，是人体最大的器官，其总重量约占个体体重的 16%。皮肤在口、鼻、尿道口、阴道口、肛门等处与体内各种管腔表面的黏膜互相移行，对人体内环境稳定及自身形象有极其重要的作用。皮肤系统疾病包括过敏性紫癜、银屑病、带状疱疹等。

⊕ 学习目标

◆ 掌握过敏性紫癜、银屑病、带状疱疹的临床表现，能够为照护对象提供科学合理的照护措施及健康教育。

◆ 熟悉过敏性紫癜、银屑病、带状疱疹的治疗要点，能够判断照护对象皮肤的完整性。

◆ 了解过敏性紫癜、银屑病、带状疱疹的病因和分类。

课题一
过敏性紫癜照护

案例导入

赵某，男性，10岁，1天前无明显诱因双踝部及足部出现散在分布的紫红色皮疹，皮疹略高出皮肤表面，双侧对称分布，压之不褪色，伴有乏力、纳差，父母在家给予药膏外涂，效果欠佳，后赵某出现膝关节肿痛，来院就诊，初步诊断为过敏性紫癜。经住院治疗，赵某症状明显好转，父母要求出院。作为照护者，你认为该照护对象存在的主要问题是什么？应该如何进行照护？

过敏性紫癜又称自限性急性出血症，是指由于各种原因导致体内生成免疫球蛋白（IgA 或 IgG 类）免疫复合物引发的毛细血管炎。其临床上以下肢（主要是小腿）皮肤出现非血小板减少性、可触及性紫癜为特征，可伴有关节痛或关节炎、腹痛、肾炎等。

一、病因

过敏性紫癜的病因尚不明确，细菌或病毒感染、食物或药物过敏均可能与本病发生有关，临床上尚可见有实体肿瘤和恶性血液病的患者发生本病。

二、临床表现

过敏性紫癜主要见于儿童及青少年，成人也有发生；两性均可发病，男性患者比例略高。其发病初期可有发热、食欲减退、乏力等不适。本病的典型表现为下肢皮肤的可触及性紫癜、关节痛和腹痛三联征。本病病程 4 ~ 6 周，经治疗虽可临床缓解，但病情常有复发，有时可迁延数月或数年。

1. 皮损

皮损大多数以皮肤紫癜为首发症状。过敏性紫癜的皮损好发于双下肢，尤以小腿伸侧及足背最常见，严重者可波及上肢及躯干下部，但面部、口腔黏膜和掌跖常不受累。皮损常表现为针尖至黄豆大小瘀点及瘀斑，可有融合，初发时鲜红色，以后转为紫红色，消退前呈铁锈色或棕色。其中，特征性的皮损为可触及性紫癜，压之不褪色。除皮肤紫癜外，有时可见水疱或血疱、风团样紫癜性丘疹、靶形紫癜性损害，甚至点状坏死及溃疡。皮损对称分布，常分批出现，消退后常有复发。

2. 关节表现

过敏性紫癜可累及多个关节，但多见于踝关节和膝关节，表现为关节疼痛或关节周围肿胀。关节病变一般为一过性，关节肿胀可持续数天至数周后消退，不发生关节畸形。

3. 胃肠道症状

一般在皮疹发生 1 周以内约 2/3 病例出现胃肠道症状，多数表现为阵发性脐周痛，也可发生在腰部其他部位；可有压痛，少见反跳痛；同时伴有呕吐。部分患者可有便血，严重者可发生肠套叠、肠穿孔等。

4. 肾脏损害

过敏性紫癜累及肾脏时称为紫癜性肾炎，表现为镜下血尿或肉眼血尿、蛋白尿或管型尿，病情迁延及预后不良者可出现肾功能不全及高血压。

5. 其他

过敏性紫癜仅累及皮肤者，称为单纯型过敏性紫癜，患者的皮肤紫癜并不伴有血小板数量减少和功能异常，出凝血功能检测正常，血常规白细胞正常或轻度升高，还可有血沉增快及 C 反应蛋白升高。皮肤紫癜伴发关节受累者，称为关节型过敏性紫癜；伴发消化道症状者，称为腹型过敏性紫癜；伴发肾脏损害者，称为肾型过敏性紫癜；关节、消化道或肾脏损害合并存在者，称为混合型过敏性紫癜。

三、诊断要点

过敏性紫癜根据典型临床表现即可确诊。本病的单纯型过敏性紫癜应与特发性血小板减少性紫癜进行鉴别，腹型过敏性紫癜应与普通外科急腹症进行鉴别，肾型或混合型过敏性紫癜应与系统性血管炎和系统性红斑狼疮进行鉴别。

四、治疗要点

过敏性紫癜的治疗要点包括防治上呼吸道感染，去除感染病灶（如龋齿、慢性扁桃体炎等），避免药物及其他可疑诱发因素，积极寻找潜在的发病原因。绝大多数过敏性紫癜难以找到明显诱因，且容易反复发作，难以彻底根治。单纯皮肤型过敏性紫癜以休息为主，不宜过度药物治疗。

单纯型过敏性紫癜通常选用降低毛细血管通透性的药物（如复方芦丁片、钙剂、维生素 C 等）和抗组胺药，但疗效并不确切，而激素的使用并不能有效防止过敏性紫癜复发。关节型过敏性紫癜患者可酌情使用非甾体抗感染药、羟氯喹、雷公藤多苷片或糖皮质激素。激素能较快缓解关节型和腹型过敏性紫癜的临床症状。关于肾型过敏性紫癜的治疗，激素有助于改善肾脏病情，另外还可考虑选用环磷酰胺、硫唑嘌呤、吗替麦考酚酯或环孢素等免疫抑制剂中的一种。对于病情严重者，可考虑静脉用免疫球蛋白乃至血浆置换疗法。由于非甾体抗感染药有诱发胃肠道和肾脏并发症的风险，通常不推荐将其用于腹型和肾型过敏性紫癜的治疗。

五、照护重点

过敏性紫癜患者的照护重点为避免接触过敏原、饮食指导、休息与活动指导、用药指导、心理照护。

1. 避免接触过敏原

尽量避免接触各种可能的过敏原，出现过敏症状及时就诊。

2. 饮食指导

饮食宜清淡、易消化、富含维生素和优质蛋白质，如瘦肉、动物肝脏、豆制品等。避免摄入蛋、牛奶、海产品等致敏食物。有消化道出血时应限制饮食，更换无渣流质，出血量大时应禁食。在日常生活中要注意观察大便颜色。

3. 休息与活动指导

消化道出血者应卧床休息；关节肿胀疼痛者及尿常规改变者注意休息，病情好转后适当活动，增强机体抵抗力。注意防寒保暖，预防病毒性感冒。指导自我监测脉搏，发现异常或有胸闷、心悸等不适及时就诊。

4. 用药指导

了解有关药物的名称、剂量、用法、疗效与不良反应，遵医嘱用药，不随意增减或撤换药物。

5. 心理照护

过敏性紫癜可反复发作或并发肾损害，故照护者应针对照护对象的具体情况予以解释，帮助其树立战胜疾病的信心。

 案例分析

赵某为 10 岁患儿，照护者应对其父母进行全面指导，如根据医嘱规律用药并学会观察药物不良反应，给予充足的营养，逐渐增加活动量，增强抵抗力，避免接触花粉等易致敏物质。此外，照护者还应告知患儿父母注意观察患儿大便颜色及有无腹痛、胸闷等其他不适症状，尤其注意观察小腿伸侧及足背的皮肤情况，及时发现复发征象。

拓展训练

王某，男性，17 岁，3 天前食入不洁食物后出现双下肢皮肤散在瘀点、瘀斑，数目多，呈对称性，无腹痛、腹泻，无血尿、血便，无恶心、呕吐，偶有膝关节疼痛，无踝关节疼痛，因上学未行进一步检查治疗，后双下肢瘀点、瘀斑呈进行性加重，数目较前增多，并伴有明显的踝关节疼痛。王某来院就诊，门诊以过敏性紫癜收入院，经住院治疗症状明显好转，王某要求出院。作为照护者，应该采取哪些照护措施？

照护要点提示：1. 饮食指导；2. 适度活动；3. 用药指导；4. 避免接触过敏原；5. 定期复查。

课题二
银屑病照护

案例导入

王某，男性，31 岁，1 个月前上呼吸道感染后出现四肢对称性红色丘疹，逐渐扩展为红色斑块，表面覆盖银白色鳞屑，去除鳞屑可见点状出血点。王某因工作原因未就诊，后因反复发作、久治不愈伴瘙痒来院就诊。查体：全身多处红色斑丘疹，边缘隆起，表面有鳞屑，周边红晕，医生初步诊断为银屑病。王某平时喜欢饮浓茶、咖啡，经常熬夜，被诊断后心情低落，不爱与人交流。作为照护者，你认为该照护对象存在的主要问题是什么？应该如何进行照护？

银屑病又名牛皮癣，是免疫介导的多基因遗传性的慢性炎症性皮肤病，其病程较长，有易复发倾向，有的患者几乎终身不愈，多种因素都可诱发易感患者发病。根据皮肤的临床特征，银屑病可分为寻常型银屑病、脓疱型银屑病、关节病型银屑病和红皮病型银屑病四种类型。

一、病因

银屑病迄今为止病因不明，遗传因素、环境因素及免疫因素都是其影响因素。20% 左右的银屑病患者有家族史。环境因素包括感染、精神紧张、应激事件、外伤、手术、妊娠、吸烟、饮食及某些药物作用等。细胞免疫功能低下，尤其是 T 淋巴细胞真皮浸润是银屑病的重要病理特征。

二、临床表现

1. 寻常型银屑病

寻常型银屑病占银屑病的 99% 以上，是最常见的类型，好发于四肢伸侧、头部、肘部、膝部、骶尾部。寻常型银屑病一般急性起病，起初皮损为红色丘疹或斑丘疹，后逐渐成为界限清楚的红色斑块，上面覆盖银白色鳞屑，患者可出现不同程度的瘙痒，病程缓慢，易反复发作，冬重夏轻。

2. 脓疱型银屑病

脓疱型银屑病的特点是发病急，全身症状重。脓疱型银屑病分为泛发性银屑病和局限性银屑病两种类型。泛发性银屑病表现为在红斑基础上的密集无菌性小脓疱，周期性发作，并进行性加剧，常自觉瘙痒或疼痛，常伴有全身症状如寒战、高热，患者预后差。局限性银屑病又分为掌跖脓疱病和连续性肢端皮炎。掌跖脓疱病表现为皮损成批发生，在红斑基础上的小脓疱，皮疹限于掌、足跖部，类似于泛发性银屑病，指（趾）甲常被累及呈混浊、肥厚，有嵴状隆起。连续性肢端皮炎的临床表现为皮损部位在指端或脚趾，脓疱消退后鳞屑和痂出现，甲床脓疱，甲板脱落。

3. 关节病型银屑病

关节病型银屑病在寻常型银屑病的基础上，发生大关节、小关节炎，脊椎及骶髂关节受累，关节常肿胀和疼痛，活动受限，甚至畸形。患者常伴有发热及贫血症状，类风湿因子试验阴性。

4. 红皮病型银屑病

红皮病型银屑病全身皮肤呈弥漫性、潮红性浸润，局部肿胀，可有片状正常皮肤形成的"皮岛"，皮损处反复出现大量糠状鳞屑，指（趾）甲混浊、增厚、变形，伴有畏寒、发热、关节痛、头痛等全身不适症状，病程可迁延数年。

三、诊断要点

银屑病根据典型临床表现、皮损特点、好发部位可诊断。

四、治疗要点

银屑病患者只出现局限性损害时，以外用药治疗为主，皮损广泛、严重时给予全身治疗。

1. 局部治疗

常用药物有角质促成剂或剥脱剂、皮质类固醇激素霜剂、维生素 D_3 衍生物、维 A 酸类软膏。

2. 全身治疗

免疫抑制剂（如甲氨蝶呤）适用于红皮病型、脓疱型、关节病型银屑病，其他治疗效果不佳时使用；抗生素（如常见青霉素类药）适用于脓疱型银屑病合并链球菌感染；皮质类固醇激素适用于红皮病型、关节病型及脓疱型银屑病；维生素制剂常作为辅助治疗，维A酸类软膏适用于脓疱型、红皮病型等严重类型银屑病，维生素A、维生素 B_{12} 用于儿童银屑病。此外，还可采用物理疗法如紫外线、光化学疗法及浴疗等，中医辨证给予清热凉血、活血化瘀等中药治疗。

五、照护重点

银屑病患者的照护重点为心理照护、皮损护理、改变饮食结构、遵医嘱用药、运动指导等。

1. 心理照护

照护者应告知照护对象疾病的基本知识，减轻其心理压力，让其保持情绪稳定，规律生活，劳逸结合；尊重照护对象，保护隐私，加强沟通，善于发现不良情绪，及时给予心理疏导，使其保持乐观、积极向上的良好心态；引导照护对象接受皮损引起的外表改变，积极配合治疗。

2. 皮损护理

保持皮肤清洁，衣裤及床上用品整洁、干燥，剪短指甲，防止过度搔抓皮肤，避免热敷及碱性肥皂的刺激。使用外用药物时，应先去除鳞屑以增加药效，避免使用刺激性药物。首次用药应从低浓度、小范围开始。皮损范围较大时，可分批分区用药，防止药物吸收过多而中毒。

3. 改变饮食结构

饮食应以清淡为主，避免饮酒，禁浓茶、咖啡及辛辣刺激性食物，宜低脂、高热量、高蛋白、高维生素饮食，忌食海鲜。出现咽喉疼痛及其他感染时，应及时治疗。

4. 遵医嘱用药

嘱照护对象切不可盲目追求彻底治疗而采用可导致严重不良反应的药物，以免加重病情或导致疾病向其他类型转化。

5. 运动指导

关节炎病变者适度活动，待炎症消退、疼痛耐受后逐渐增加活动量，恢复生活自理。

案例分析

　　王先生为寻常型银屑病，应根据发病情况遵医嘱规律用药。针对王先生的情绪变化，照护者应讲解本病的基本知识，给予王先生适当的心理疏导，使其保持积极乐观的心态，配合治疗，并告知其注意皮损处的皮肤护理。照护者还应指导王先生改变日常饮食结构及生活习惯，注意观察有无关节肿胀、疼痛、发热等病情进展情况。

拓展训练

　　李某，女性，46岁，躯干及四肢红斑脱屑5年，遇热即痒，1个月前同部位出现泛发片状红斑伴随银白色皮屑，皮损色淡红，皮屑厚薄不一。李某5年内多次中药或西药（具体用药不详）治疗，病情时轻时重，红斑从未完全消退，来院诊断为银屑病。平时王某非常关注治疗银屑病的偏方。作为照护者，应该采取哪些照护措施？

　　照护要点提示：1.心理照护；2.加强皮损护理；3.改变饮食结构；4.遵医嘱用药。

课题三
带状疱疹照护

案例导入

周某，女性，28岁，3天前无明显诱因出现低热，周身乏力，在家自服感冒药，效果欠佳。2天后她自觉右侧腰部和肋区皮肤瘙痒、刺痛、烧灼感，继而局部皮肤出现大小不一的红斑，红斑上出现簇集性粟粒大小的丘疹、水疱、丘疱疹，疱周绕以红晕，疱间不相融合，疱间皮肤颜色正常。周某来院就诊，医生诊断为带状疱疹，她情绪激动，担心留疤。周某平时饮食、睡眠不规律，不爱运动。作为照护者，你认为该照护对象存在的主要问题是什么？应该如何进行照护？

带状疱疹是指由水痘－带状疱疹病毒引起的急性感染性皮肤病，部分患者被感染后不会立即出现症状而成为病毒携带者，病毒可长期潜伏于体内，当抵抗力低下或劳累、感染、感冒时，病毒可再次生长繁殖，侵犯神经和皮肤，产生严重炎症。本病好发于成人，发病率随年龄增大而呈显著上升趋势，春秋季多见。对本病毒无免疫力的儿童被感染后，可发生水痘。

一、病因

水痘－带状疱疹病毒经呼吸道黏膜侵入人体后，由于病毒具有亲神经性，因此病毒可长期潜伏在脊髓后根神经节或颅神经感觉神经节内不发病。只有当机体抵抗力下降时，潜伏病毒被激活，沿感觉神经轴索下行，到达该神经所支配区域的皮肤内复制产生水疱，同时受累神经发生炎症、坏死，产生神经痛。本病治愈后患者可获得较持久的免疫，故一般不会复发。

二、临床表现

1. 发疹前表现

发疹前可有轻度乏力、发热、食欲缺乏、全身不适等症状，好发部位为肋间神经、颈神经、三叉神经、腰骶神经支配区。患处皮肤出现刺痛、灼痛及瘙痒感，持续 1 ~ 5 天，也可无前驱症状即发疹。

2. 发疹时表现

发疹时皮肤出现潮红斑，很快出现粟粒至黄豆大小丘疹，形成簇状水疱，疱液澄清，疱壁紧张发亮，外周红晕，疱间皮肤正常。皮损多发生在身体的一侧，一般不超过正中线。神经痛为带状疱疹的特征之一，发疹前、发疹时、皮损愈后均伴有神经痛，病程一般在 2 ~ 3 周。30% ~ 50% 的中老年患者遗留顽固性神经痛，个别侵及眶上神经支，导致失明。

3. 特殊表现

带状疱疹的特殊表现包括耳带状疱疹、眼带状疱疹、带状疱疹后遗神经痛等。带状疱疹累及膝状神经节，影响运动及感觉神经纤维，可引起面瘫、耳痛及外耳道疱疹三联征，称为 Ramsey-Hunt 综合征。其他可表现为顿挫型、不全型或泛发型带状疱疹，常伴有高热、肺炎、脑炎等。

三、诊断要点

带状疱疹根据典型临床表现可诊断。

四、治疗要点

带状疱疹具有自限性，治疗原则为对症治疗和预防并发症。

1. 局部治疗

局部治疗可选用炉甘石洗剂或阿昔洛韦软膏等，疱疹破溃后可酌情使用 0.5% 新霉素液湿敷。眼部不适时，可外用阿昔洛韦眼膏、碘苷（疱疹净）滴眼液等。

2. 全身治疗

全身治疗可选用阿昔洛韦或泛昔洛韦等抗病毒药，布洛芬、卡马西平等止痛药，维生素 B、维生素 C、维生素 E 等神经营养性药，转移因子等支持性治疗，也可选择红外线、紫外线、频谱治疗仪等物理治疗。

五、照护重点

带状疱疹患者的照护重点为疼痛照护、用药指导、皮损护理、健康教育等。

1. 疼痛照护

带状疱疹疼痛较剧烈，故照护者应评估疼痛程度，给予止痛药，保持能耐受疼痛为宜。

2. 用药指导

遵医嘱用药，观察疗效，不随意停药或更改药物剂量。

3. 皮损护理

保持皮肤清洁、干燥，被褥平整，防止皮疹受到摩擦。勤剪指甲，以免抓破皮疹引发细菌感染。取健侧卧位，避免压迫损伤皮肤。加强皮肤观察，一旦发现继发感染立即告知医生。

4. 健康教育

照护者告知照护对象带状疱疹的防护知识，提醒其治疗期间注意皮肤、眼睛、口腔的清洁；告知其带状疱疹治愈后常有终身免疫，减轻其心理压力。病愈后加强体育锻炼，提高机体抵抗力。

 案例分析

周女士为青年女性患者，确诊后情绪激动担心留疤，说明其对本病认识不足。照护者应为周女士讲解疾病的相关知识，消除其顾虑，鼓励其积极配合治疗。照护者还应针对周女士的疼痛程度遵医嘱应用止痛药，并观察用药后反应；告知周女士日常保持皮肤清洁，避免皮损处细菌感染，适当运动，提高机体抵抗力。

拓展训练

杜某，女性，58岁，3天前无明显诱因出现胸部疼痛，疼痛以身体右侧为主，呈跳动性的刺痛，疼痛部位不固定，尤以夜间为重，伴有乏力、头痛、头晕、纳差。杜某因照顾孙子未去医院就诊，2天后其右下胸部出现簇集水疱，局部潮红斑，很快出现黄豆大的丘疹，她在家自服消炎药、外涂药膏但未见好转，遂来院就诊，医生诊断为带状疱疹。杜某因无人照看孙子，坚持门诊治疗。作为照护者，应该采取哪些照护措施？

照护要点提示：1.疼痛照护；2.用药指导；3.皮损护理；4.社会角色适应。

模块九

感觉器官常见疾病的照护

感觉器官由眼、耳和皮肤组成，是人体产生视力、听力、疼痛等感觉的重要器官。本模块仅介绍感觉器官的常见疾病，如白内障、青光眼、梅尼埃病等。

学习目标

◆ 掌握白内障、青光眼、梅尼埃病的主要临床表现，能够为照护对象提供科学合理的照护措施。

◆ 熟悉白内障、青光眼、梅尼埃病的治疗要点。

◆ 了解白内障、青光眼、梅尼埃病的病因。

课题一
白内障照护

案例导入

李某，女性，63岁，有糖尿病病史5年。1年前她无明显诱因出现左眼视物不清，无眼红、眼痛、眼胀，无畏光、流泪，无眼前固定性黑影，无复视及视物变形。李某近日视物不清且症状逐渐加重，她自认为由糖尿病引起，担心疾病进展迅速，所以焦躁不安。在家人劝说下她于3天前到医院就诊，医生诊断为白内障而收住院，医生拟于明日给予手术治疗。作为照护者，你认为该照护对象目前最需要的照护措施有哪些？

眼睛中的晶状体正常情况下是透明的，光线通过它及一些屈光间质到达视网膜，人才能清晰地看到外界物体。任何因素导致晶状体出现混浊，都会影响视网膜成像，从而看不清东西。这种由于晶状体混浊导致的视力下降就称为白内障。

一、病因

白内障按病因可分为年龄相关性白内障、外伤性白内障、并发性白内障、代谢性白内障、中毒性白内障、辐射性白内障、发育性白内障和后发性白内障。

随着年龄增长，晶状体逐渐混浊，称为年龄相关性白内障（又称老年性白内障）。年龄相关性白内障是最常见的白内障类型，一般起病于40～45岁以后，形成的原因主要是晶状体的退行性病变，这是环境、营养、代谢和遗传综合作用的结果。过多紫外线照射、过量饮酒、吸烟、心血管疾病、高血压、精神病等因素与年龄相关性白内障的形成有关。一般认为，氧化损伤引起白内障的最早期变化。

二、临床表现

白内障的主要症状是视力下降，呈渐进性、无痛性，严重者只剩光感。早期患者常出现眼前固定黑点，可有单眼复视或多视、屈光改变等表现。白内障会引起眼部并发症，严重者可导致失明。

三、诊断要点

白内障主要根据视力下降和眼科检查结果进行诊断。眼科检查包括：①裂隙灯检查，可以很明显地看到晶状体的形态，晶状体混浊是诊断白内障的"金标准"；②眼部辅助检查，可借助 A 型及 B 型超声波了解有无玻璃体病变、视网膜脱离或眼内肿物，也可了解眼轴长度及脱位的晶状体位置；③光学相关断层成像术检查（OCT）及视觉诱发电位检查（VEP）等，可排除眼底病变及视路疾患所致的视力障碍。

四、治疗要点

目前尚未发现任何药物可以彻底防治白内障的发生，手术是治疗白内障的主要方法。手术方式为白内障超声乳化人工晶体植入术，这是目前最先进的显微手术。

五、照护重点

白内障患者的照护重点主要包括术前心理建设、术后生活照护、安全照护、按时点眼预防感染、告知出院后注意事项等。

1. 术前心理建设

照护者介绍白内障手术的先进性、可靠性、安全性和无痛性，鼓励照护对象术前、术中、术后积极配合，以解除其顾虑、减轻其恐惧心理，使照护对象身心达到最佳状态，积极配合手术。

2. 术后生活照护

手术当日宜取平卧位，次日可自由体位。普通饮食，禁烟酒、浓茶、辛辣刺激性食物。术后眼睛需要遮盖纱布，由照护者协助完成饮食、如厕、洗漱等活动。

3. 安全照护

白内障多为老年人发病，加之视物模糊，且术后当日需要纱布覆盖眼睛，因此照护者要时刻陪伴左右，在照护对象下床、行走、如厕时给予安全照护，防止其发生坠床、跌倒、碰伤等意外。

4. 按时点眼预防感染

遵医嘱给予局部点眼治疗，这是预防白内障术后感染的重要措施。出院后照护对象可能需要继续点眼，照护者要指导其掌握正确的点眼方法，严格无菌操作，牢记点眼药物的种类和剂量，保证安全准确用药。

5. 告知出院后注意事项

（1）白内障术后 3 个月内避免重体力劳动，避免剧烈活动和用力，避免突然低头、弯腰等动作。

（2）防止术眼碰伤，禁止揉眼。不宜长时间用眼，多休息，外出时戴防护眼镜。

（3）严格遵医嘱复诊。如果出现头痛、眼痛、视力下降等症状，应立即复诊。

（4）白内障术后眼睛屈光状态稳定需 3 个月，3 个月后验光，结合用眼情况决定是否需配戴眼镜。

 案例分析

李女士为老年人，又有糖尿病病史，其出现视力下降是由于白内障导致，手术是最好的治疗方法。照护者应向李女士介绍疾病的发生机制、白内障手术的必要性和安全性，消除其焦虑、恐惧情绪，鼓励其积极配合治疗，并协助医护人员做好术前准备，宣教术中和术后配合的相关知识，保证李女士手术顺利进行、术后顺利康复。

拓展训练

薛某，女性，68 岁，双眼视物不清半年余，加重 2 个月，医生诊断为白内障，拟行左眼白内障超声乳化人工晶体植入术。作为照护者，应该采取哪些照护措施？

照护要点提示：1. 心理照护；2. 协助医护人员做好术前准备；3. 术后生活照护；4. 安全照护；5. 协助点眼，观察并发症；6. 告知出院后注意事项。

课题二
青光眼照护

案例导入

王某，女性，60岁，有高血压病史10年，平时口服药物控制血压在130/90 mmHg左右。2小时前王某出现右眼胀痛伴有同侧头痛、恶心、呕吐，急诊就医。查视力：右眼0.02，左眼0.8，眼压右眼52 mmHg、左眼28 mmHg。医生诊断为急性闭角型青光眼并收入院，拟行手术治疗。王某较恐惧，担心手术安全性以及术后对视力有影响。作为照护者，你认为该照护对象目前存在的主要问题是什么？应该如何进行照护？

青光眼是一组以视神经萎缩和视野缺损、视力下降为共同特征的疾病，病理性眼内压升高、视神经供血不足是其主要危险因素。青光眼是导致人类失明的三大致盲眼病之一。临床上根据房角形态（开角或闭角）、发病机制、年龄三个主要因素，一般将青光眼分为原发性青光眼、继发性青光眼和先天性青光眼三大类，临床以原发性青光眼多见。原发性青光眼根据眼压升高时前房角的状态，分为原发性闭角型青光眼和原发性开角型青光眼。原发性闭角型青光眼又可根据发病急缓，分为急性闭角型青光眼和慢性闭角型青光眼。

一、病因

1. 原发性青光眼

原发性青光眼的病因包括解剖结构因素和促发因素两大因素。

（1）解剖结构因素

原发性青光眼发病的解剖结构因素包括眼轴较短、角膜较小（常有远视）、前房浅、房角窄、虹膜膨隆、晶状体较厚且位置相对靠前等。其发病机制是周边虹膜机械性阻塞房角，阻塞房水流出通道，导致眼压急剧升高。

（2）促发因素

季节（冬季）、气候改变、情绪激动、长时间阅读、过度疲劳、暗室停留时间过长、局部或全身应用抗胆碱能药等，均可直接或间接影响自主神经功能，加重周边虹膜阻塞房角，诱发急性闭角型青光眼。

2. 继发性青光眼

继发性青光眼是由于某些眼病或全身疾病干扰房水的正常循环引起的，如眼外伤导致的青光眼、虹膜睫状体炎继发的青光眼、糖皮质激素性青光眼等。

3. 先天性青光眼

先天性青光眼是由于胚胎发育异常、房角结构先天变异所致。

二、临床表现

1. 原发性闭角型青光眼

（1）急性闭角型青光眼

典型的急性闭角型青光眼有以下几个不同的临床阶段。

1）临床前期：当一眼急性发作被确诊，另一眼若具有前房浅、虹膜膨隆、房角狭窄等表现，即使无症状，也可诊断为临床前期。部分患者急性发作前无症状，但具有典型的解剖特征、青光眼家族史、暗室激发试验呈阳性表现。

2）先兆期：一过性或反复多次小发作，出现轻度眼痛伴同侧偏头痛、视力减退、鼻根部酸胀、恶心等症状。检查可见眼压高、轻度睫状充血、角膜轻度雾状混浊。睡眠或休息后缓解。

3）急性发作期：突然出现剧烈眼痛、畏光、流泪，视力严重减退，常降到指数或手动，可伴有同侧偏头痛，有恶心、呕吐症状，有时有发热、寒战、便秘及腹泻等症状。检查发现虹膜水肿，隐窝消失，因虹膜缺血性梗塞而出现节段性虹膜萎缩；晶状体前囊下出现点片状乳白色混浊，称为青光眼斑；房角完全关闭，常有较多色素沉着；眼底多看不清，如果能看到眼底，则可见视乳头充血，有视网膜动脉搏动；眼压明显升高，常在 50 mmHg（6.65 kPa）以上。

4）间歇期：小发作缓解后，症状体征减轻或消失，房角重新开放，不用药或单用少量缩瞳剂眼压能稳定在正常水平。

5）慢性期：急性大发作或多次小发作后，房角广泛性粘连，小梁功能严重损害，眼压中度升高，视力进行性下降，眼底可见青光眼性视盘凹陷，相应视野缺损。

6）绝对期：眼压持续性升高，视神经严重破坏，视力丧失降至无光感，顽固性眼痛、头痛。

（2）慢性闭角型青光眼

慢性闭角型青光眼反复发作以下症状：眼睛经常疲劳不适、酸胀、干涩、胀痛，休息后有所缓解；视物模糊，视力下降，近视眼或老花眼突然加深等。检查时眼压可正常或不太高，20 ~ 30 mmHg，眼底早期可正常。前房角一旦粘连关闭，即可形成暴发型青光眼。

2. 原发性开角型青光眼

原发性开角型青光眼患者 25% 有家族史，绝大多数无明显症状，一般到疾病晚期视力严重受损时才发现。原发性开角型青光眼虽然眼压升高，但前房角始终是开放的。

三、诊断要点

青光眼依据典型的眼部症状和体征，结合房角镜、眼前段超声生物显微镜等检查，可明确诊断。

四、治疗要点

青光眼的防盲必须强调早期发现、早期诊断和早期治疗。其治疗目的主要是降低眼压，减少眼组织损害，保护视功能。

1. 降低眼压治疗

急性闭角型青光眼急性发作时，应立即给予局部和全身降低眼压治疗，迅速降低眼压，重新开放房角。若眼压无法控制或无下降趋势，可行前房穿刺术降低眼压。

2. 药物治疗

青光眼可使用缩瞳剂、β受体阻滞剂、碳酸酐酶抑制剂、高渗脱水剂等进行药物治疗。

3. 辅助治疗

全身症状严重者；可遵医嘱给予止吐、镇静、安眠药，局部或全身应用皮质类固醇制剂或非甾体抗炎药，以减轻充血及虹膜炎症反应。

4. 手术治疗

青光眼应依据患者眼部情况和房角开放范围选择个性化手术方式。常用的抗青光眼手术有：①周边虹膜切除术，解除瞳孔阻滞，阻止病程进展；②滤过性手术，行小梁切除术，建立房水向外引流通道；③激光治疗。

五、照护重点

青光眼患者的照护重点为缓解疼痛、缓解焦虑、生活照护、提高疾病认知度、观察术后并发症、提高自我管理能力等。

1. 缓解疼痛

评估疼痛程度，讲解疼痛原因及疾病过程，遵医嘱给予降眼压药，配合医生监测眼压变化。

2. 缓解焦虑

耐心做好心理疏导工作，指导照护对象控制情绪。

3. 生活照护

照护对象由于视力下降、眼部疼痛等，容易发生跌倒等意外。照护者应协助照护对象完成饮食、如厕、洗漱等，让其掌握预防跌倒的安全措施。

4. 提高疾病认知度

告知各项检查的目的和意义，讲解青光眼相关知识，提高疾病认知度，提高治疗依从性。

5. 观察术后并发症

注意观察术后的视力、眼压、前房、滤过泡等情况，发现异常及时通知医生。由于恶心、呕吐，照护对象可能会发生体液不足，照护者应关注照护对象的液体摄入量，避免静脉血栓栓塞症（VTE）、心梗、脑梗等并发症发生。

6. 提高自我管理能力

（1）了解引起眼压增高的促发因素。

（2）滤过性手术后避免碰撞和揉擦术眼，避免剧烈运动，保护滤过泡。

（3）视野缺损者不宜骑自行车和驾驶车辆。

（4）正确使用滴眼液和眼膏，了解遵医嘱用药的重要性。

案例分析

王女士闭角型青光眼急性发作，眼压较高，故目前应积极配合医生进行降低眼压治疗；如果效果不好，则必须进行手术治疗。照护者应对王女士进行心理疏导，消除其恐惧、焦虑，让其保持情绪稳定；同时做好生活照护，注意安全防护；协助王女士完善各项检查，配合医护人员完成用药及手术治疗，注意观察其血压、疼痛程度等。

拓展训练

贺某，女性，62岁，2年前无明显诱因开始出现右眼反复胀痛伴同侧头痛，反复发作10余次，多于傍晚时分发作，持续约1小时，伴有视物不清、恶心、呕吐。贺某右眼反复胀痛伴疼痛加重1天，今日来院就诊，医生诊断为青光眼并收入院治疗，眼压控制后在局部麻醉下行小梁切除术加虹膜周边切除术。作为照护者，应该采取哪些照护措施？

照护要点提示：1. 配合医护人员用药，降低眼压，观察缓解疼痛的效果；2. 做好心理疏导，让照护对象保持情绪稳定；3. 生活照护；4. 提高疾病认知度；5. 观察术后并发症；6. 提高自我管理能力。

课题三
梅尼埃病照护

案例导入

刘某，女性，78岁，1天前开始出现头晕，伴恶心、呕吐，呕吐物为胃内容物，无头痛，无胸闷不适，经休息后头晕减轻。她今晨再次出现头晕伴恶心、呕吐，急去医院就诊，医生以梅尼埃病收住院。刘某有梅尼埃病病史多年。作为照护者，你认为该照护对象存在的主要问题是什么？应该如何进行照护？

梅尼埃病曾称美尼尔病，是一种以膜迷路积水为主要病理改变，以反复发作的旋转性眩晕、波动性耳聋和耳鸣、听力下降、耳闷胀感等为典型临床特征的内耳疾病。

一、病因

梅尼埃病的病因不清，但其主要病理特征为膜迷路积水。研究者认为，梅尼埃病的发病机制主要是内淋巴的产生和吸收失衡。各种感染（细菌、病毒）、损伤、耳硬化症、梅毒、遗传因素、过敏、肿瘤、白血病、自身免疫性疾病等，均是梅尼埃病发病的病因。

二、临床表现

典型的梅尼埃病有以下症状。

1. 眩晕

眩晕多呈突发的旋转性眩晕，视物旋转或摇晃浮沉感，常感周围物体围绕自身沿一定方向旋转，闭目时症状可减轻；神志清楚，眩晕持续数十分钟至数小时，最长不超过 24 小时；头部的任何动作均可使眩晕加重；植物神经系统功能紊乱，出现恶心、呕吐、面色苍白、出冷汗、血压下降等症状。眩晕发作后即进入间歇期，症状消失。间歇期长短因人而异，数日到数年不等。

2. 耳鸣

梅尼埃病患者 60% 有耳鸣，多在眩晕发作前出现，耳鸣是梅尼埃病的最早期症状。耳鸣为低调嘈杂声，如吹风样、铃声、蝉鸣声等。耳鸣可为间歇性或持续性，单侧或双侧。间歇期耳鸣消失。

3. 耳聋

梅尼埃病患者波动性听力下降，逐渐发展为永久性感音性耳聋。发作期听力下降，间歇期可部分或完全恢复。随着病情发展，听力损失可逐渐加重。

4. 耳内胀满感

梅尼埃病发作时患耳或头部有胀满感、压迫感和沉重感。

5. 其他症状

有部分梅尼埃病患者出现复听，即患耳与健耳对同一纯音可听成两个不同的音调和音色的声音，或听声时带有尾音。

三、诊断要点

梅尼埃病根据典型的发作特点，如反复发作的眩晕、耳鸣、耳胀满感，至少有一次纯音测听为感音神经性聋等可确诊。确诊前需排除以下疾病：前庭神经元炎、良性阵发性位置性眩晕、突发性耳聋、药物中毒、迷路炎、听神经瘤、耳带状疱疹、颈椎疾病、中枢神经疾病、心血管疾病等。

四、治疗要点

1. 药物治疗

在急性发作期尽快控制症状，用脱水、镇静、抗组胺药，如双氢克尿噻、地塞米松、地西泮、山莨菪碱等。缓解期改善内耳循环，营养神经，用维生素 B_1、B_{12} 等。

2. 中耳加压治疗

使用便携式中耳加压器，可控制眩晕症状。

3. 手术治疗

对眩晕发作频繁、剧烈，保守治疗无效，听力丧失严重者，强烈要求者可根据情况选择下列手术治疗：内淋巴囊手术、前庭神经切断术、颈交感神经切断术、经前庭窗减压术、迷路切除术、鼓索神经切断术等。

五、照护重点

梅尼埃病患者的照护重点为保证卧床休息、创造舒适环境、安全防护、按时用药、观察症状缓解程度、预防复发等。

1. 保证卧床休息

急性发作期有严重的旋转性眩晕、极度不适者，应停止一切活动，绝对卧床休息。

2. 创造舒适环境

创造安静、无噪声的环境，室内宜暗，避免强光刺激。

3. 安全防护

照护者协助照护对象完成如厕、饮食等，注意安全防护，防止因眩晕造成跌倒等意外伤害。病情好转后忌登高、下水、驾驶车辆等。

4. 按时用药

遵医嘱用药治疗，观察用药后效果。

5. 观察症状缓解程度

严密观察眩晕、眼震、耳鸣、耳聋、恶心、呕吐等症状有无缓解，如有不适及时通知医护人员。

6. 预防复发

梅尼埃病容易复发。平时注意低盐饮食，适当限制水分摄入；保持心情愉悦，精神放松；禁烟酒，禁用耳毒性药；合理安排工作和休息，做到有张有弛，避免本病复发。对于发作频繁、症状较重、病情较长，对工作、生活有明显影响者，可考虑手术治疗。

 案例分析

　　刘女士曾有梅尼埃病病史，本次为梅尼埃病的急性发作。照护者应为刘女士创造安静、舒适的休息环境，提供生活照护，注意安全防护，协助遵医嘱用药治疗，并观察症状缓解程度。

拓展训练

　　王某，女性，62 岁，2 天前晨起时突然出现耳鸣，继而出现剧烈的旋转性眩晕，自觉周围物体绕自身旋转，闭目时觉自身在空间旋转，卧床不敢翻身，动则症状加重，发作时伴有恶心、呕吐、出冷汗、颜面苍白等症状，遂就诊于村卫生室，诊断不详，治疗无效。王某今来医院就诊，门诊以梅尼埃病收入院。作为照护者，应该采取哪些照护措施？

　　照护要点提示：1. 保证卧床休息；2. 创造舒适环境；3. 做好安全防护；4. 遵医嘱用药；5. 观察不适症状。